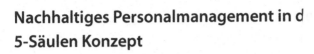
Nachhaltiges Personalmanagement in d
5-Säulen Konzept

T0280452

Julia Hornung

Nachhaltiges Personalmanagement in der Pflege – Das 5-SäulenK onzept

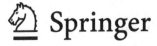 Springer

Julia Hornung
Emscherstraße 62
45891 Gelsenkirchen
Deutschland
kontakt@juliahornung.de

ISBN 13 978-3-642-29996-4   ISBN 978-3-642-29997-1 (eBook)
DOI 10.1007/978-3-642-29997-1

Die Deutsche Nationalbibliothek verzeichnet diese Publikation in der Deutschen Nationalbibliografie; detaillierte bibliografische Daten sind im Internet über http://dnb.d-nb.de abrufbar.

SpringerMedizin
© Springer-Verlag Berlin Heidelberg 2013

Planung: Susanne Moritz, Berlin
Projektmanagement: Ulrike Niesel, Heidelberg
Lektorat: Ute Villwock, Heidelberg
Projektkoordination: Cécile Schütze-Gaukel, Heidelberg
Umschlaggestaltung: deblik Berlin
Fotonachweis Umschlag: © photos.com/Andrew Lilley
Herstellung: Crest Premedia Solutions (P) Ltd., Pune, India

Springer Medizin ist Teil der Fachverlagsgruppe Springer Science+Business Media
www.springer.com

Vorwort

Best Ager, Midlife-Boomer oder Silver Talents werden sie genannt, die Mitarbeitenden »in den besten Jahren« – erfahren, routiniert und verlässlich. Bedingt durch den demografischen Wandel, mit einer sinkenden Anzahl junger Menschen und der steigenden Anzahl älterer Menschen in der deutschen Bevölkerung, rücken ältere Mitarbeitenden verstärkt in den Fokus. Graue Schläfen sind en vogue!

Im Gegensatz dazu nimmt die Generation We, die digital Natives, Mitglieder der Spaßgeneration, deren Bestreben sich weniger Beruf, Karriere und Verantwortung konzentriert, sondern vielmehr auf Freizeit, Spaß und Freunde, einen immer kleiner werdenden Anteil in unserer Gesellschaft ein.

In Zeiten des Fach- und Führungskräftemangels bringt die damit verbundene Veränderung der Bevölkerungspyramide vom Tannenbaum zum Laubbaum für Unternehmen der Pflege- und Gesundheitsbranche gleich in zweifacher Hinsicht Konsequenzen mit sich und zieht eine stärkere Konzentration auf Bevölkerungsgruppen nach sich, welche bislang weniger beachtet und gefördert wurden. Da angebotsseitig den Einrichtungen und Diensten der Pflege- und Gesundheitsbranche immer weniger potenzielle Mitarbeitende zur Verfügung stehen, um Personalvakanzen zu decken, müssen zum einen neue Zielgruppen der Personalakquise generiert werden und zum anderen die bestehenden Personalressourcen entwickelt und gebunden werden. Durch frühzeitige Kooperationen mit Hochschulen, die Kontaktpflege während Familien- und Erziehungszeiten, aber auch Maßnahmen zum Erhalt der Arbeitsfähigkeit werden neue Zielgruppen als Akquisepotenzial genutzt. Neben der Schaffung neuer Personalressourcen bedarf es vor allem der Weiterentwicklung und Bindung der bereits im Unternehmen tätigen Mitarbeitenden. Konzeptionell eignet sich hierfür das nachhaltige Personalmanagement mittels des 5-Säulen-Konzeptes in besonderer Weise, da Unternehmen hier in den 5-Säulen des nachhaltigen Personalmanagements strategisch durch die Herausforderungen der Gegenwart und Zukunft steuern können. Der Fokus des Buches liegt hierbei auf einer praxisnahen und handlungsorientierten Darstellung des 5-Säulen-Konzeptes, um den Theorie-Praxis-Transfer des entwickelten Konzeptes zu fördern.

Das vorliegende Buch ist mit der Unterstützung vieler lieber Menschen entstanden, welchen ich an dieser Stelle danken möchte. Als erstes möchte ich meiner Familie danken, welche mir auf meinem beruflichen wie privaten Weg stets zur Seite steht – besonderer Dank geht an meine Mutter Uschi Hornung, durch welche ich bereits früh meine Liebe zur Pflege gefunden habe. Weiterhin danke ich Prof. Dr. Gabriele Moos und Prof. Dr. Gerd Bosbach, welche Wegbegleiter während meines Studium an der Fachhochschule Koblenz, Standort RheinAhrCampus Remagen waren und mich besonders während der intensiven Phase der Master-Thesis begleitet und unterstützt haben. Ebenso danke ich meinem Mentor Jens C. Hoeppe für all die guten Gespräche mit fachlichen und persönlichen Denkanstößen. Daneben danke ich meinen Freunden, besonders für all ihr Verständnis und ihre Unterstützung während der intensiven Phase der Manuskripterstellung, hierbei geht mein besonderer Dank an Barbara Bollinger, Amelie Wanner und Steffen Maier.

Abschließender und größter Dank gebührt jedoch dem Menschen, mit welchem ich mein Leben teile, mit welchem ich mich immer wieder auf neue und spannende Wege begebe und welcher mir mit wertvollen Hinweisen, Verständnis und viel Liebe stets zur Seite steht.

Allen Leserinnen und Lesern dieses Buches wünsche ich anregende neue Impulse, Mut und Kraft für neue Wege und viel Freude beim Lesen.

Julia Hornung
Köln

Inhaltsverzeichnis

»Hilfe, wir altern!« – oder: Eine Branche im Umbruch

1

>> Yesterday, all my troubles seemed so far away, now it looks as though they're here to stay. (Beatles, 1965) **«**

Die ersten Zeilen im Lied »Yesterday« der Beatles von 1965 stehen sinnbildlich für die Umbrüche in der Pflegebranche in Deutschland. Zwar gilt die Branche auch weiterhin als zukunftsträchtig und wachsend – in manchen Fällen wird gar von der »Zukunftsbranche Pflege« gesprochen –, jedoch findet innerhalb der Branche ein Wandel statt: Der Arbeitsmarkt wird älter, qualifizierter und weiblicher. Vor diesen Veränderungsprozessen wurden lange die Augen verschlossen, statt aktiv nach Lösungen zu suchen.

Nun hat der demografische Wandel die deutsche Gesellschaft fest im Griff und schreckt auch vor der Pflege nicht zurück, sondern beeinflusst bereits seit einiger Zeit den Arbeitsmarkt und die Arbeitswelt der Gegenwart und Zukunft nachhaltig. (Buck 2003: 9) Der Fokus auf die Beschäftigten von Unternehmen, Einrichtungen und Diensten wird jedoch häufig in der öffentlichen Diskussion um Sozialversicherung, Pflege und Versorgung älterer Menschen vernachlässigt. (Bille 2009: 7) Um jedoch zukunftsträchtig am Markt agieren zu können, wird es künftig notwendig sein, dieser Gruppe der Mitarbeitenden verstärkt Beachtung zu schenken.

Infolge der geschilderten Thematik stehen Fach- und Führungskräftemangel, überalterte Belegschaften, Nachwuchsmangel usw. bereits vor unserer Türe, schienen sie doch »gestern« noch ach so fern.

1.1   Demografie – eine Definitionssache?

Beginnen wir zunächst mit einer ganz grundlegenden Herangehensweise an das Thema Demografiemanagement. Das Wort Demografie stammt aus dem Griechischen und setzt sich aus den Wörtern **»démos«** (dt. das Volk) und **»gra-** **phein«** (dt. schreiben, beschreiben) zusammen. Somit lässt sich festhalten, dass der Begriff »Demografie« die wissenschaftliche Erforschung des Zustandes der Bevölkerung und ihrer zahlenmäßigen Veränderungen bezeichnet.

Der »demografische Wandel« beschreibt entsprechend die Veränderung der Zusammensetzung der Altersstruktur einer bestimmten Gesellschaft. Diese Veränderung ist hierbei zunächst neutral zu sehen, da es sich sowohl um eine Bevölkerungszunahme, als auch um eine Bevölkerungsabnahme handeln kann. Solche positiven oder auch negativen Veränderungen in der demografischen Entwicklung werden durch **drei zentrale Faktoren** beeinflusst. Diese sind:

- Geburtenrate
- Lebenserwartung
- Wanderungssaldo (Ab- und Zuwanderungen)

Kurz und knapp lässt sich somit die Entwicklung der Bevölkerungszahl auf folgende einfache, mathematische Gleichung bringen:

❯ **Entwicklung der Bevölkerungszahl = Wanderungssaldo + Geburten- bzw. Sterbeüberschuss**

1.2   Der demografische Wandel in Deutschland

In Bezug auf die Bundesrepublik Deutschland hat der neutrale Begriff des demografischen Wandels jedoch inzwischen einen bitteren Beigeschmack erhalten. Aufgrund der Veränderung der Bevölkerungsstruktur in Deutschland kommt es zu einem Anstieg des Durchschnittsalters. Diese Entwicklung kommt durch sinkende Geburtenzahlen und eine steigende Lebenserwartung zustande.

Beispielsweise lag der Anteil der über 65-Jährigen in Deutschland im Jahr 2008 bei 20,4 Prozent – mit einer steigenden Tendenz. (Statistisches Bundesamt 2010a: 42) Durch die steigende Lebenserwartung infolge des medizinisch-technischen Fortschritts wird diese Zahl in den kommenden Jahren sicher weiter steigen.

Die Folgen dieser demografischen Entwicklung in Deutschland führen dazu, dass die sozialen Sicherungssysteme in ihrer bisherigen Struktur langfristig überdacht werden müssen. Zwar ist nicht automatisch sichergestellt, dass neben dem Durchschnittsalter der Bundesbevölkerung auch die Zahl der Pflegebedürftigen in gleichem Maße steigt, jedoch kann von einer absoluten Zunahme ausgegangen werden.

In der 10. koordinierten Bevölkerungsvorausberechnung des Statistischen Bundesamts von 2003 wurden neben der Untersuchung des Anteils der über 65-Jährigen in Deutschland auch die Auswirkungen des demografischen Wandels in Deutschland auf die Gesamtbevölkerung untersucht. Die Ergebnisse hierbei waren erschreckend. Es wurden drei verschiedene Szenarien durchgerechnet mit verschieden ausgeprägten Zunahmen der Lebenserwartung der Bundesbürger sowie unterschiedlichen Zuwanderungsannahmen. Im optimistischen Fall (starker Anstieg der Lebenserwartung und gleichzeitige Zuwanderung von 300.000 Personen pro Jahr) sinkt dennoch die Bundesbevölkerung von 82,5 Millionen Einwohnern (Stand: 2002) auf 81,3 Millionen im Jahr 2050.

Nun bedeutet dies nicht gleich, dass wir Deutschen aussterben, jedoch wird aus diesen beiden Umständen deutlich, dass wir – ganz neutral betrachtet – weniger und älter werden.

1.3 Der demografische Wandel in der Pflege

In der Pflegebranche lassen sich in zweifacher Hinsicht Auswirkungen feststellen: Zum einen wächst die Anzahl der älteren Menschen in der Gesellschaft und damit auch die Anzahl der Pflegebedürftigen. Beispielsweise waren im Jahr 2007 laut Pflegereport 2010 der Barmer GEK 2,25 Millionen Menschen in Deutschland pflegebedürftig. (Barmer GEK 2010: 44) Die steigende Tendenz dieser Zahl wird durch einen Vergleich der Zahlen der Pflegebedürftigen in den Jahren 1999 und 2010 deutlich. Im Vergleich zum Jahr 1999 stieg die Zahl der Pflegebedürftigen bis zum Jahr 2010 im Bundesdurchschnitt um 11,4 Prozent. (Statistisches Bundesamt 2010b: 24)

Auf der anderen Seite steigt gleichzeitig nicht nur das Alter der Klienten, sondern auch das Durchschnittsalter der Pflegenden selbst. (Gerisch, Knapp, Töpsch 2010: 5) Bedingt durch den demografischen Wandel wird entsprechend künftig den Einrichtungen eine geringere Zahl an qualifizierten jungen Fachkräften bzw. Auszubildenden zur Verfügung stehen. (OECD 2010: 11)

Schon heute besteht in einigen Einrichtungen ein Mangel an Fach- und Führungskräften, welcher sich – laut aktuellen Trendforschungen – weiter verschärfen wird. In diesem Zusammenhang treten jedoch regionale und imagebezogene Unterschiede auf, da Einrichtungen in Ballungszentren wie beispielsweise in Großstädten oder deren Einzugsgebieten mit einem guten Image weniger stark von den Auswirkungen des Fachkräftemangels betroffen sein werden als Einrichtungen im ländlichen Raum mit einem schlechten Ruf. (Wächter, Sallet 2006: 5)

Hierzu ein Beispiel aus der Praxis, welches unter verschiedenen Themenschwerpunkten auch in den folgenden Kapiteln herangezogen wird.

Der kirchliche Träger Diakonitas verfügt über zwei Krankenhäuser und eine stationäre Altenpflegeeinrichtung. Während das Krankenhaus Primus ein Haus der Schwerpunktversorgung in einer deutschen Großstadt darstellt, ist das zweite Haus, das Krankenhaus Sekundus, als Haus der Regelversorgung in einer Kleinstadt angesiedelt. Die nächste Großstadt befindet sich in 40 km Entfernung.

Die beiden Pflegedirektorinnen, Pia Prima und Sophie Sekunda, der Häuser Primus und Se-

1

kundus tauschen sich im Rahmen der halbjährlichen Leitungskonferenzen regelmäßig über aktuelle Themen aus ihren Häusern aus. Immer häufiger steht hierbei das Thema »Personal« auf der Agenda der Sitzungen und ist inzwischen aus keiner Sitzung mehr wegzudenken. Während Pia Prima aus dem Krankenhaus Primus hauptsächlich über die fehlenden Nachwuchskräfte und die geringen Kursgrößen im Rahmen der Ausbildung zum/zur Gesundheits- und Krankenpfleger/in klagt, ist ihre Kollegin Sophie Sekunda aus dem Krankenhaus Sekundus nicht nur von sinkenden Schülerzahlen betroffen, sondern klagt über einen Mangel an Pflegekräften allgemein. Ihre Pflegekräfte würden eher den 40 km langen Weg in die nahe gelegene Großstadt in Kauf nehmen – trotz Schichtdienstzeiten – statt in ihrer Einrichtung tätig zu sein. Ein Fachsimpeln der beiden Kolleginnen versucht hierbei häufig Ursachen zu identifizieren und Lösungen zu entwickeln.

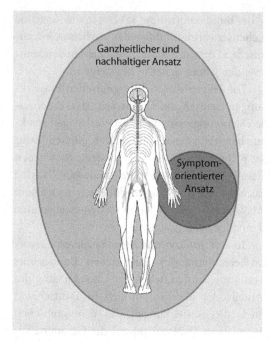

☐ **Abb. 1.1** Ganzheitlicher Therapieansatz in Medizin und Personalmanagement

1.4   Ziel: Einen neuen Blickwinkel einnehmen

Die sich kontinuierlich verschärfenden Rahmenbedingungen aufgrund des demografischen Wandels zwingen die Einrichtungen und Dienste der Gesundheits- und Sozialwirtschaft zum aktiven Handeln. Vergleich man die personalwirtschaftlichen Auswirkungen des demografischen Wandels mit einer Krankheit, so äußert sich diese in der Branche im Besonderen durch einen Mangel an Fachkräften in der Pflege. Ähnlich jedoch, wie in der Medizin, sollte auch hier nicht nur das Symptom durch die Nutzung eines bunten Straußes an Personalakquise-Instrumenten und -Kanälen behandelt werden, sondern besser langfristig und damit nachhaltig die Krankheitsursache analysiert und therapiert werden (☐ Abb. 1.1).

Selbstverständlich benötigt eine stationäre Altenpflegeeinrichtung, deren Pflegedienstleitung heute gekündigt hat, zunächst schnellst

möglich wieder eine neue verantwortliche Pflegefachkraft statt langfristig ein entsprechendes personalwirtschaftliches Konzept einzuführen. Auf lange Sicht ist jedoch das kontinuierliche Betäuben solcher Akutsymptome schädlich für das Gesamtsystem, welches – ähnlich wie im menschlichen Körper – ebenfalls ganzheitlich therapiert und kuriert werden sollte.

▪▪ Die Zeit des Personalmanagements
Ziel muss es somit sein, der steigenden Bedeutung des Personalmanagements gerecht zu werden. Während vereinzelte Instrumente der Betriebswirtschaftslehre bereits auch in der Gesundheits- und Sozialwirtschaft Einzug gehalten haben und der unternehmerischen Steuerung dienen, schlummert das strategische Personalmanagement hingegen bei vielen Einrichtungen, Diensten und auch auf Trägerebene noch in einem geruhsamen Dornröschenschlaf.

Es ist an der Zeit aufzuwachen: Neue Mitarbeitende müssen gewonnen werden, bestehende gebunden und entwickelt und parallel ein Personalmarketing aufgebaut werden. Diese vielfältigen Aufgabenbereiche sollten hierbei nicht isoliert betrachtet werden, sondern in einem ganzheitlichen, nachhaltigen Personalmanagement-Konzept vereint werden.

Die verschiedenen Teilbereiche eines solchen nachhaltigen Personalmanagement-Konzeptes greifen an einzelnen Stellen ineinander. Beispielsweise dient die strategische Personalentwicklung, was deutlich über die meist gemeinhin als Fort- und Weiterbildung verstandene, eher operativ ausgerichtete Personalentwicklung hinaus geht, auch der Personalbindung. Mitarbeitende, welchen transparent Karrierepfade in der Einrichtung bzw. auch auf Trägerebene aufgezeigt werden, welche mit ihnen gemeinsam geplant werden, können hierbei auch stärker an das Unternehmen gebunden werden. Damit dient die strategische Personalentwicklung auch der Personalbindung.

Somit wird die Notwendigkeit eines ganzheitlichen Personalmanagement-Ansatzes und damit auch eines Verständnisses, dass Personalmanagement auch in der Gesundheits- und Sozialwirtschaft nicht nur ein Verwaltungsthema in den Personalabteilungen ist, sondern einen umfassenderen Ansatz benötigt, deutlich.

■■ **Ressourcen statt Defizite im Blick**
Neben dem anzustoßenden organisatorischen Umdenken sollte auch der Blickwinkel auf die eigenen Mitarbeitenden verändert werden.

Während in der Pflege bereits seit Jahren ressourcenorientiert gearbeitet wird und hierbei stets die noch vorhandenen Kompetenzen und Fähigkeiten des Klienten im Fokus der Pflegeplanung stehen, lässt sich in der Praxis der personalwirtschaftlichen Führung von speziell älteren Pflegekräften häufig ein **defizitorientierter Blickwinkel** wahrnehmen. (Bille 2009: 7) Schulungen und Fortbildungen werden meist aufgrund fachlicher, methodischer oder sozia-

ler Mängel empfohlen. In der Wissenschaft des Personalmanagements widmete sich bereits vor einigen Jahren Barney mit seinem Resource-based View diesem Sachverhalt, denn gerade der Umgang mit den nur begrenzt vorhandenen Ressourcen stellt die zentrale Herausforderung der Zukunft dar.

Selbstverständlich sollten fachliche Lücken geschlossen und nachgearbeitet werden, auch sollten Pflegekräfte darum bemüht sein, »am Puls der Zeit« bei fachlichen Themen zu sein. Doch warum wird so häufig bei Mitarbeitendengesprächen der »Finger in die Wunde gelegt«, statt die vorhandenen Kompetenzen und Stärken des Mitarbeitenden gezielt aufzugreifen und im Bereich der Personalentwicklungsplanung zu integrieren?

Ein Blick in das Praxisbeispiel zeigt hierbei Potenziale auf:

Auf dem Wohnbereich 1 des Altenpflegeheims Haus Abendruh der Diakonitas arbeitet die 43-jährige Altenpflegerin Hildegard. Hildegard ist bereits seit knapp fünf Jahren nach dem Wiedereinstieg aus der Elternzeit im Haus Abendruh tätig und arbeitet gerne dort. In ihrer Freizeit engagiert sie sich als Elternbeirat in der Grundschule ihres ältesten Sohns und hilft im Kindergarten gerne zusätzlich bei regelmäßigen Bastelnachmittagen.

Im Rahmen ihrer beruflichen Tätigkeit im Haus Abendruh bieten, neben dem Sozial- und Betreuungsdienst, auch die Gesundheits- und Altenpflegeschüler/innen vereinzelte Betreuungsaktivitäten an. Da die Bewohnerinnen und Bewohner diese Aktivitäten gerne in Anspruch nehmen, besteht der Bedarf an einem größeren Angebot in diesem Bereich.

Aufgrund der privaten Fähigkeiten und Fertigkeiten von Hildegard bestünde hier die Möglichkeit, dass sie beispielsweise zusätzliche Bastelnachmittage mit den Seniorinnen und Senioren plant und durchführt, sofern dies die Personalsituation auf dem Wohnbereich zulässt.

Die Erfassung der Ressourcen und Stärken des individuellen Mitarbeitenden, welche auch für den Arbeitgeber nützlich sein könnten, kann beispielsweise im Rahmen des jährlichen Mitarbeitendengesprächs systematisch erfolgen. Bedarfe auf Einrichtungs- oder auch Trägerebene sollten zuvor erhoben werden oder auch in Bezug auf das Tätigkeitsfeld des Mitarbeitenden mit ihm besprochen werden, um dadurch Einblicke in die Perspektive des Mitarbeitenden zu erhalten.

Welche Fragen zur Ermittlung von zusätzlichen Stärken und bislang nicht entdeckten Potenzialen des Mitarbeitenden, die über die formalen, in der Stellenbeschreibung enthaltenen Tätigkeiten hinausgehen, hilfreich sein können, verdeutlichen nachfolgende Praxisfragen.

❓ ▬ Welche Tätigkeiten in Ihrer täglichen Arbeit machen Ihnen besonders Spaß?
▬ Wenn Sie neben Ihrer täglichen Arbeit auf Station noch die Möglichkeit hätten, sich in der Einrichtung zu engagieren, was wollten Sie schon immer einmal tun?
▬ Stellen Sie sich vor, Sie wären heute nicht für acht sondern nur für vier Bewohnerinnen/Bewohner in Ihrer Schicht zuständig, was wäre in Ihrer Schicht dann anders?

1.5 Generationenorientiert statt altersfokussiert

Um dem demografischen Wandel zu begegnen, stehen den Einrichtungen und Diensten der Pflegebranche eine Vielzahl an Möglichkeiten verschiedenster Anbieter und Autoren zur Verfügung. Die Bandbreite der Möglichkeiten scheint fast endlos zu sein. All diesen Instrumenten gemein ist allerdings, dass häufig eine Fokussierung auf nur eine Zielgruppe erfolgt.

Entweder richten sich die Maßnahmen gezielt an jüngere Pflegekräfte bzw. deren Gewinnung oder es werden Instrumente implementiert, um ältere Mitarbeitende besonders gesundheitlich zu unterstützen. Diese einseitige

Betrachtung und Einführung von Lösungskonzepten spiegelt die in ▶ Abschn. 1.4 beschriebene oft symptomatische Sicht- und Handlungsweise des Personalmanagements in der Gesundheits- und Sozialwirtschaft wider.

Diese jeweils einseitige Begleitung vernachlässigt mögliche Synergien, welche durch Maßnahmen für beide Gruppen genutzt werden könnten. Zudem wird auch das Mittelfeld, die Gruppe der Pflegenden zwischen 30 und 45 Jahren, vernachlässigt, was zu teamdynamischen Unruhen führen kann.

Statt dieser einseitigen Altersgruppenfokussierung sollte vielmehr ein generationenorientiertes und damit altersvernetztes ganzheitliches Konzept angestrebt werden. Hierbei werden Instrumente für die verschiedenen Altersgruppen angeboten und damit ein lebensphasenorientiertes Personalmanagement (◻ Abb. 1.2) angestrebt. Dadurch werden die Mitarbeitenden mit ihren je nach Lebensphase unterschiedlichen Bedürfnissen in den Fokus genommen und gezielt entsprechende Maßnahmen des Personalmanagements abgeleitet.

Durch ein lebensphasenorientiertes Personalmanagement wird den sich durch den demografischen Wandel entwickelnden, unterschiedlichen Schwerpunktgruppen Rechnung getragen und zugleich die Stärken der einzelnen Generationsgruppen genutzt. Dies stützt wiederum die bereits beschriebene ressourcenorientierte Haltung und hilft ein demografiefreundliches Arbeitsklima und eine entsprechende Unternehmenskultur zu entwickeln.

1.6 Demografie in der Forschung

Im Bereich des demografischen Wandels erfolgen Erhebungen des Ist-Standes sowie darauf basierender Gesellschaftsszenarien, wie beispielsweise ein Gutachten des Bundesministeriums für Familie, Senioren, Frauen und Jugend (BMFSFJ 2007), aber auch von Arbeitgeberverbänden, Ge-

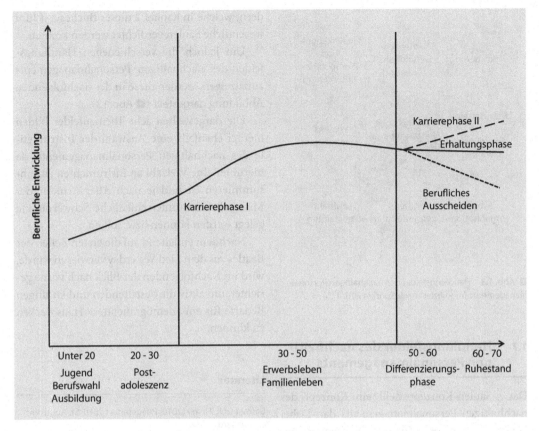

Abb. 1.2 Lebensphasenorientiertes Personalmanagement

werkschaften oder Krankenkassen sprießen einschlägige Publikationen nur so aus dem Boden. Diese liefern die Grundlage und Ansatzpunkte für wissenschaftliche Lösungsmodelle im generationenorientierten Personalmanagement, da allen die Schlussfolgerung einer Erhöhung des Anteils älterer Arbeitnehmer an der Erwerbstätigenquote, bedingt durch die Alterung der Gesellschaft, gemeinsam ist. (Bille 2009: 7)

Die aktuellen Forschungsschwerpunkte im generationenorientierten Personalmanagement liegen dabei primär in der Ermittlung des Ist-Standes der Personalsituation in den Unternehmen. (Gerisch, Knapp, Töpsch 2010: 5) Dabei wurden verschiedene Verfahren, wie beispielsweise der Arbeitsbewältigungsindex (Work Ability Index) oder die Altersstrukturanalyse, ent-

wickelt und entsprechende Handlungsfelder der generationenorientierten Personalarbeit abgeleitet. (Sporket 2011: 115)

Erfahrungen in dieser noch recht neuen Disziplin des Personalmanagements können durch Forschungsaktivitäten aus den skandinavischen Ländern, insbesondere durch den Finnen Prof. Dr. Juhani Ilmarinen, Leiter des Finnischen Institut für Arbeitsmedizin und führender Forscher im Bereich der berufsbezogenen Auswirkungen des demografischen Wandels, genannt werden.

Aktuell beschäftigen sich einige Projekte und Initiativen in Deutschland mit der Thematik des generationenorientierten Personalmanagement, wie beispielsweise die »Initiative Neue Qualität der Arbeit« (INQA).

Rekrutierung	Betriebliche Gesundheitsförderung	Qualifikations- und Kompetenzentwicklung
Bewusstseins- und Einstellungswandel	Nachhaltiges Personalmanagement	Wissensmanagement
Arbeitsorganisation	Arbeitszeitgestaltung	Laufbahngestaltung

❏ Abb. 1.3 Handlungsfelder des nachhaltigen Personalmanagements (modifiziert nach Sporket 2011: 115)

1.7   Handlungsfelder des nachhaltigen Personalmanagements

Das 5-Säulen-Konzept stellt ein Konzept des nachhaltigen Personalmanagements dar. Dabei könnte es ebenso als Konzept des Demografiemanagements bezeichnet werden. Der Begriff der Demografie im Kontext des vorliegenden Konzepts erscheint jedoch zu defizitorientiert durch die negative Konnotation des demografischen Wandels in Deutschland. Zudem umfasst der Aspekt der Nachhaltigkeit weitere Facetten als die des Demografiemanagements.

Der Begriff der Nachhaltigkeit stammt ursprünglich aus der Forstwirtschaft als betriebswirtschaftliches Prinzip zur dauerhaften Sicherung des Holzertrages – und dadurch mittelbar zum Schutz des Waldes. Im Rahmen der Weltklimakonferenz von 1992 in Rio de Janeiro erlebte der Nachhaltigkeitsbegriff seine Wiederbelebung und findet sich seitdem auch in Politik und Wirtschaft immer wieder.

Nachhaltiges Personalmanagement umfasst in seiner Gänze eine Vielzahl an Handlungsfeldern, welche in Kapitel 2 dieses Buches auf fünf wesentliche Säulen verdichtet werden können.

Um jedoch die verschiedenen Handlungsfelder des nachhaltigen Personalmanagements aufzuzeigen, werden diese in der nachfolgenden Abbildung dargestellt (❏ Abb. 1.3).

Die dargestellten acht Themenfelder bilden hierbei ebenfalls eine Auswahl der Instrumente des nachhaltigen Personalmanagements, da hierunter eine Vielzahl an Instrumenten zu subsummieren ist und je nach Altersstruktur der Mitarbeitenden unterschiedliche Schwerpunkte gelegt werden können bzw. sollten.

Nachdem einleitend auf die ersten Zeilen der Beatles aus dem Lied Yesterday verwiesen wurde, wird im Nachfolgenden der Blick nach vorne gerichtet, um aktiv die bestehenden und künftigen Bedarfe für ein »demografiefittes« Haus decken zu können.

Literatur

Barmer GEK (Hrsg.) (2010) Pflegereport 2010. St. Augustin: Asgard

Bille, L. M. (2009) Age Management-Konzepte für das Personalmanagement. Erfahrungen und Konsequenzen. Hamburg: Diplomica

BMFSFJ (Hrsg.) (2007) Chancen erkennen und Nutzen. Wiesbaden

EMI Catalo (EMI) (2011) 1 (Remastered). Track 11: Yesterday

Buck, H. (2003) Alterung der Gesellschaft – Dilemma und Herausforderung. In: Badura, B.; Schellschmidt, H.; Vetter, C. (Hrsg.) Fehlzeiten-Report 2002. Zahlen, Daten, Analysen aus allen Branchen der Wirtschaft – Demographischer Wandel. Herausforderung für die betriebliche Personal- und Gesundheitspolitik. 5–13. Berlin / Heidelberg: Springer

Gerisch, S.; Knapp, K.; Töpsch, K. (2010) Demografiefeste Personalpolitik in der Altenpflege. Handlungsbedarf erfassen. Bielefeld: Bertelsmann

Organisation für wirtschaftliche Zusammenarbeit und Entwicklung (OECD) (Hrsg.) (2010) Alterung und Beschäftigungspolitik Deutschland. Paris

Sporket, M. (2011) Organisationen im demografischen Wandel. Alternsmanagement in der betrieblichen Praxis. Wiesbaden: Verlag für Sozialwissenschaften

Statistisches Bundesamt (Hrsg.) (2010a) Statistisches Jahrbuch 2010. Wiesbaden: HGV Hanseatische Gesellschaft für Verlagsservice

Statistisches Bundesamt (Hrsg.) (2010b) Demografischer
   Wandel in Deutschland – Auswirkungen auf Krankenhausbehandlungen und Pflegebedürftige im Bund und
   in den Ländern. URL: http://www.statistik-portal.de/
   statistik-portal/demografischer_wandel_ heft2.pdf
Wächter, H.; Sallet, D. (2006) Handlungsoptionen für die
   Personalpolitik angesichts des demographischen Wandels. In: Wächter, H.; Sallet, D. (Hrsg.) Personalpolitik bei
   alternder Belegschaft. 3–10. München / Mering: Hampp

Vom Haus der Arbeitsfähigkeit zum5- Säulen-Konzept

2

» Ich bau 'ne Stadt für dich, aus Glas und Gold wird Stein. (Cassandra Steen 2009) «

Wie im vorangegangenen Kapitel beschrieben sind die sich aus dem demografischen Wandel ergebenden Folgen vielschichtig. Es müssen verstärkt Nachwuchskräfte gewonnen werden, die physische und psychische Arbeitsfähigkeit aller Mitarbeitender erhalten und gestärkt werden und so weiter und so fort. Daraus ergibt sich, dass ein entsprechendes strategisches Konzept des Personalmanagements ebenso multilateral sein muss, um die Anforderungen der Praxis derzeit und künftig zu erfüllen (Bille 2009: 28).

Wie der einführende Text aus dem Lied »Stadt« von Cassandra Steen verdeutlicht, bedarf es eines stabilen Fundaments, um eine ganze Stadt zu bauen. Ähnlich verhält es sich bei der Konzeptentwicklung des 5-Säulen-Konzeptes: All die glänzenden und in der Öffentlichkeit dargebotenen Vorteile eines Trägers oder einer Einrichtung funkeln so schön wie Glas und Gold in der Sonne. Um jedoch nachhaltigen Erfolg zu ermöglichen, bedarf es eines stabilen, soliden Fundaments aus Stein, auf dem alles andere erwachsen kann.

Um all diese verschiedenen Elemente des Demografiemanagements nachhaltig im Blick zu behalten und ein stabiles Konzept zu entwickeln und einzuführen, werden diese unterschiedlichen Hauptfaktoren unter fünf zentralen Themenbereichen zusammengefasst und in Form des 5-Säulen-Konzeptes verdichtet, welches im nachfolgenden Kapitel kurz dargestellt wird.

2.1 Das Haus der Arbeitsfähigkeit

Die sozial- und arbeitswissenschaftliche Forschung im Zusammenhang mit dem demografischen Wandel steckt in Deutschland im Vergleich zu den skandinavischen Ländern noch in den Kinderschuhen. Zwar beschäftigen sich auch in Deutschland verschiedenste Forschungs- und Pra-

xisprojekte mit dem demografischen Wandel und dessen Folgen für Unternehmen und Mitarbeitenden, jedoch längst nicht so lange und umfangreich wie dies beispielsweise in Finnland erfolgt.

■ ■ **Das Modell »Haus der Arbeitsfähigkeit«**
Vorreiter und Vordenker in Bezug auf das Demografiemanagement und damit auch das nachhaltige Personalmanagement ist der finnische Soziologe Prof. Dr. Juhani Ilmarinen. Ilmarinen entwickelte im Jahr 2001 das Modell »Haus der Arbeitsfähigkeit«, welches das Zusammenwirken der verschiedenen unternehmens- und personalpolitischen Aspekte inhaltlich im Bild eines Hauses mit verschiedenen Etagen (◘ Abb. 2.1) vereint. (Ilmarinen, Tempel 2002: 338f.)

■ ■ **Ebene der Gesundheit**
Als elementaren Grundbaustein zur Erreichung der Arbeitsfähigkeit definiert Ilmarinen die Gesundheit. Durch die physische und psychische Gesundheit eines Mitarbeitenden ist dieser grundsätzlich erst in der Lage, seine Arbeitsleistung seinem Arbeitgeber zur Verfügung zu stellen.

Seit ihrem Examen ist die 28-jährige Gesundheits- und Krankenpflegerin Sarah auf der chirurgischen Abteilung des Krankenhauses Primus tätig. Neben ihrem Dienst im Krankenhaus trifft sich Sarah regelmäßig mit Freunden, welche teilweise auch in der Pflege tätig sind, teilweise aber auch in anderen Branchen arbeiten. Der Austausch mit ihren Freunden über belastende Situationen auf Station hilft Sarah hierbei, psychisch belastende Situationen besser verarbeiten zu können. Zudem unterstützen sie professionelle Supervisionen, an welchen sie mit ihrem Stationsteam einmal pro Quartal teilnimmt. Um sich auch körperlich fit zu halten und die physisch anspruchsvolle Arbeit ausführen zu können, ist Sarah auch sportlich aktiv. Zwar fällt es ihr an manchen Tagen schwer, den inneren Schweinehund zu überwinden, aber nach dem

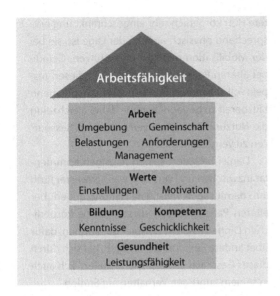

Arbeitsfähigkeit

Arbeit
Umgebung   Gemeinschaft
Belastungen   Anforderungen
Management

Werte
Einstellungen   Motivation

Bildung   Kompetenz
Kenntnisse   Geschicklichkeit

Gesundheit
Leistungsfähigkeit

◻ **Abb. 2.1**   Haus der Arbeitsfähigkeit (modifiziert nach Ilmarinen, Tempel 2002: 339)

Besuch des Fitness-Studios oder einer gemeinsamen Radtour mit ihren Freunden, fühlt sie sich auch körperlich wohler.

Durch diese beiden Bereiche der psychischen und physischen Gesunderhaltung hat Sarah das Gefühl, dass sie ihre Arbeit besser ausführen kann und damit auch zufriedener und ausgeglichener zum Dienst kommt.

■■ **Ebene der Bildung und Kompetenz**
Auf der zweiten Ebene des Hauses der Arbeitsfähigkeit verortet Ilmarinen die Bildung und die Kompetenz der Mitarbeitenden. Der Mitarbeitende muss somit neben der rein physischen und psychischen Gesundheit als Basis seines Handelns über die im Rahmen seiner Stellenbeschreibung definierten Fertigkeiten und Fähigkeiten verfügen. Die Erlangung dieser Kompetenzen erfolgt mittels der entsprechenden Vorbildung des Mitarbeitenden als Einstellungskriterium bzw. einer Weiterqualifizierung in Form von Fort- und Weiterbildung.

Das Berufsexamen der 43-jährigen Altenpflegerin Hildegard des Altenpflegeheims Haus Abendruh liegt nun doch schon einige Jahre zurück und auch durch ihre Abwesenheitszeit, bedingt durch die Elternzeit, hat Hildegard in letzter Zeit doch ab und zu das Gefühl, nicht mehr ganz auf dem neuesten Stand der Altenpflege zu sein. Gesundheitlich spürt sie trotz ihrer langjährigen Berufstätigkeit in der Pflege keinerlei Beschwerden, auch merkt sie, dass sie beispielsweise der Tod von Bewohnern deutlich weniger psychisch belastet als zu Beginn ihrer Berufstätigkeit, da sie inzwischen für sich Strategien entwickelt hat damit umzugehen. Sie fühlt sich daher physisch und psychisch voll und ganz in der Lage, ihren Beruf auszuführen, und macht dies auch stets gern. Jedoch bereitet ihr der Umgang mit der neuen Pflegedokumentationssoftware doch häufiger Probleme. Immer wieder muss sie Kollegen bitten, sie bei der Dokumentation zu unterstützen, was nicht nur sie und ihre Kollegen in ihrem Arbeitsablauf stört, sondern auch Hildegard ganz persönlich ärgert.

Aufgrund dieses fachlichen Defizits fühlt sich Hildegard, als könne sie nicht 100 Prozent ihrer Arbeitsleistung in ihren Arbeitsalltag einbringen. Auch ihre Wohnbereichsleitung hat dies beobachtet und schlägt Hildegard die Teilnahme an einer Schulung in der neuen Pflegedokumentationssoftware vor, um sowohl die Arbeitsfähigkeit von Hildegard als auch die ihrer Kollegen zu fördern.

■■ **Ebene der Werte**
Sind nun die physischen, psychischen und kognitiven Grundvoraussetzungen für das Ausfüllen einer definierten Stelle erfüllt, so bedarf es in einem nächsten Schritt der notwendigen Werthaltung. Der Mitarbeitende sollte hierbei bevorzugt die Einstellung seines Trägers teilen, was neben dem normativen Vorleben der entsprechenden Werte und Grundhaltungen im Arbeitsalltag auch der Bindung des Mitarbeitenden an seinen Arbeitgeber dient. Gleichzei-

tig unterstützt die entsprechende Werthaltung auch die Motivation des individuellen Mitarbeitenden, aber auch des Teams, da allgemein anerkannte Spielregeln im Umgang miteinander sowie eine gemeinsame Grundhaltung bestehen.

Daniel macht seit drei Monaten ein Freiwilliges Soziales Jahr im Krankenhaus Sekundus. Nach seinem Abitur im vergangenen Frühjahr wusste er noch nicht so genau, was er beruflich machen wollte. Studieren oder doch eine Ausbildung? Wenn ja, welche? Da seine Schwester Sarah als Gesundheits- und Krankenpflegerin im Krankenhaus Primus tätig ist, hatte sie ihm vorgeschlagen doch zunächst ein Freiwilliges Soziales Jahr im Krankenhaus zu machen.

Daniel gefällt die Arbeit im Krankenhaus sehr. Er hilft bei Patiententransporten mit, unterstützt die Pflegekräfte auf Station und genießt aber auch die Zeit für den einen oder anderen Plausch mit den Patienten.

Seit gestern ist nun ein älterer Herr mit einem Leistenbruch auf Daniels Station, welcher heute operiert wurde. Daniel soll heute in seiner Spätschicht Schwester Ruth helfen, den Patienten nach der Operation zu mobilisieren. Er hat dies bereits schon mehrfach gemacht und fühlt sich daher fachlich gut vorbereitet und weiß, worauf er in seiner unterstützenden Rolle achten muss.

Als Schwester Ruth und er jedoch am späten Nachmittag versuchen, den Patienten zu mobilisieren, hat Daniel das Gefühl, dass der ältere Herr sich doch ziemlich »anstellt« und »hängen lässt«. Schwester Ruth und er müssen viel Kraft aufwenden, um den Herrn in den Rollstuhl zu mobilisieren. Nach Minuten langem und Kräfte zehrendem Transfer kann Daniel seinen Ärger irgendwann nicht mehr schlucken und er sagt zu ihm: »Nun helfen Sie doch auch ´mal ein bisschen mit und lassen sich nicht so hängen!«

Schwester Ruth lässt Daniels Aussage gegenüber dem Patienten zunächst unkommentiert, bittet Daniel jedoch nach der Mobilisation zu einem Gespräch. Sie erklärt Daniel, dass der äl-

tere Herr körperlich sehr eingeschränkt und entsprechend physisch nicht in der Lage ist, sie bei der Mobilisation mehr zu unterstützen. Gerade bei älteren Patienten sei es wichtig, diesen respektvoll und ihren Bedürfnissen entsprechend hilfsbereit zu begegnen, ohne dabei gleichzeitig die Nutzung ihrer noch verbleibenden Ressourcen zu vergessen.

Daniel bedauert seinen flapsigen Kommentar inzwischen und versteht, was Schwester Ruth ihm damit sagen will. Seine Haltung gegenüber älteren Patienten, dass diese manche körperlichen Dinge vielleicht weniger gut können, dafür über andere Ressourcen verfügen, hat sich durch dieses Gespräch verändert und äußert sich auch in seinem künftigen Verhalten auf Station.

■ ■   **Ebene der Arbeit**
Neben all diesen intrinsischen Faktoren der Arbeitsfähigkeit wirken auf der obersten Ebene des Hauses der Arbeitsfähigkeit selbstverständlich auch die extrinsischen Elemente der Arbeit wie die Umgebung, die gestellten Anforderungen, das Team, aber auch die Führung bzw. das Management auf Einrichtungs- und Trägerebene auf die Arbeitsfähigkeit des einzelnen Mitarbeitenden.

Im Altenpflegeheim Haus Abendruh ist die 33-jährige Peggy seit rund zwei Jahren als Wohnbereichsleitung tätig. Peggy nimmt dabei nicht nur die Verwaltungsaufgaben einer Wohnbereichsleitung wahr, sondern unterstützt auch im Bedarfsfall ihre Kollegen in der Pflege. In ihrer Freizeit ist Peggy viel mit ihrem Sohn draußen unterwegs und ein aktives Mitglied in der Kirchengemeinde. Diese privaten Aktivitäten bieten ihr den nötigen Ausgleich zu ihrem Beruf. Fachlich ist sie stets darum bestrebt, auf dem aktuellen Stand zu sein. Sie besucht Fachmessen, nimmt regelmäßig an Fortbildungen teil und hat zusätzlich noch eine Pflegefachzeitschrift privat abonniert. Auch ihre Arbeit in der Kirchengemeinde prägt ihre Haltung in der Pfle-

Elemente des Hauses der Arbeitsfähigkeit

Ebene der Gesundheit

- Fühlen Sie sich körperlich in der Lage, Ihre derzeitige berufliche Tätigkeit auszuüben?
- Liegen bei Ihnen gesundheitliche physische oder psychische Einschränkungen vor, welche Auswirkungen haben diese auf Ihre Arbeit?
- Verfügen Sie für sich oder Ihr Team über Kompensationstechniken für belastende, berufliche Situationen und emotionalen sowie organisationalen Stress?

Ebene der Bildung und Kompetenz

- Erfüllen Sie aus Ihrer Sicht alle fachlichen Anforderungen für Ihre derzeitige Position?
- Im Vergleich mit Kollegen oder Bekannten, welche eine ähnliche Position ausfüllen: Über welche Kompetenzen verfügen Sie im Gegensatz zu diesen?

Welche Kompetenzen fehlen Ihnen?
- Welchen Stellenwert haben Fort- und Weiterbildung ganz persönlich für Sie?

Ebene der Werte

- Welche Grundhaltung gegenüber Ihren Mitarbeitenden prägt Ihr berufliches Handeln?
- Wenn Sie die Werthaltung Ihres Arbeitgebers mit der Ihrigen vergleichen (auf einer Skala von 1–10, 1 = niedrigster Wert; 10 = höchster Wert), wie stark stimmen diese Werthaltungen überein?
- Welche intrinsische Motivation bewegt Sie zu Ihrer Arbeit?

Ebene der Arbeit

- Haben Sie den Eindruck, dass Ihre Arbeitsumgebung Ihre Arbeit unterstützt?
- Fühlen Sie sich bei Ihrer Arbeit unter- oder überfordert?

- Besteht in Ihrem Arbeitskontext die Möglichkeit sich fachlich-inhaltlich, aber auch fachlich-emotional über Arbeitsinhalte mit Kollegen oder im Team auszutauschen?
- Fühlen Sie sich durch die Ihnen vorgesetzte Person in Ihrer Arbeit unterstützt?

Sollten Sie einzelne oder mehrere Elemente nicht erfüllen, so finden Sie vielleicht nicht nur für Ihre Mitarbeitenden, sondern auch für sich selbst in Kapitel 8 dieses Buches handlungspraktische Maßnahmen zur Verbesserung Ihrer ausbaufähigen Elemente des Hauses der Arbeitsfähigkeit.

---

ge, da sie das Leitbild ihres Trägers nicht nur als gerahmtes Dokument in der Eingangshalle des Haus Abendruh versteht, sondern es ihr wichtig ist, dass dieses auch in ihrem Wohnbereich gelebt wird, was auch ihre Mitarbeitenden zu schätzen wissen.

Als Peggy am vergangenen Mittwoch im Frühdienst auf dem Wohnbereich in der Pflege mitgearbeitet hat, wollte sie eine stark übergewichtige Bewohnerin mit Hilfe eines Lifters vom Bett in den Rollstuhl mobilisieren. Leider verfügt Peggys Wohnbereich nicht über einen eigenen Lifter, sondern teilt sich mit den anderen Wohnbereichen des Haus Abendruh zwei Lifter. So stand zum Zeitpunkt der Mobilisation kein Lifter zur Verfügung. Daher stellte sie fest, dass zwei Lifter für das ganze Altenpflegeheim nicht ausreichen. Sie musste die Bewohnerin rund eine Stunde vertrösten, da sie auf einen Lifter warten mussten. Dadurch war nicht nur die Bewohnerin verärgert, sondern auch ihre gesamte Vormittagsplanung durcheinander gebracht.

Auch wenn sie am Morgen motiviert und gut gelaunt zum Dienst erschienen war, hatte das fehlende Arbeitsmaterial und die deutliche zeitliche Verzögerung nicht nur ihre Planung verändert, sondern auch ihre gute Laune gemindert.

■ ■ **Multidimensionales Konzept als Grundlage**
Die multidimensionale Herangehensweise wird somit durch das Haus der Arbeitsfähigkeit widergespiegelt. Denn erst durch die Berücksichtigung dieser verschiedenen Einflussfaktoren auf die Arbeitsfähigkeit des einzelnen Mitarbeitenden in der Pflege ist dieser befähigt, seine Arbeit täglich für sich, für die ihm anvertrauten zu pflegenden Personen, aber auch für seinen Arbeitgeber zufriedenstellend auszuführen.

Überprüfen Sie doch einmal für sich selbst, ob Sie in Ihrer derzeitigen beruflichen Tätigkeit den Elementen des Hauses der Arbeitsfähigkeit gerecht werden können, indem Sie die nachfolgenden Fragen für sich beantworten (▶ Elemente des Hauses der Arbeitsfähigkeit).

2

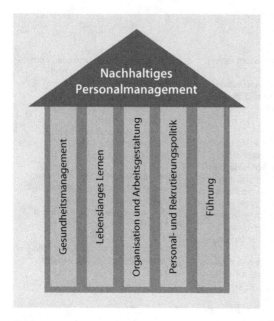

▣ **Abb. 2.2**   Das 5-Säulen-Konzept

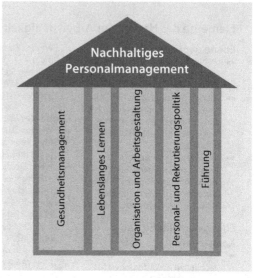

▣ **Abb. 2.3**   Modulare Anpassung des 5-Säulen-Konzeptes

2.2   Elemente des 5-Säulen-Konzeptes

Basierend auf dem Haus der Arbeitsfähigkeit lassen sich in der wissenschaftlichen Literatur viele weitere Konzepte des generationenorientierten Human Resources Managements wiederfinden, wie beispielsweise das 5H-Modell von Voelpel, Leibold und Früchtenicht mit den Dimensionen Wissensmanagement, Gesundheitsmanagement, Führung, Arbeitsgestaltung und Arbeitseinstellung (Voelpel, Leibold, Früchtenicht 2007: 96) oder das Modell von Sporket (Sporket 2011: 115).

■■   **Die fünf zentralen Säulen**
Diese vielfältigen Handlungsfelder des nachhaltigen Personalmanagements lassen sich jedoch auf die fünf zentralen Säulen »Gesundheitsmanagement«, »Lebenslanges Lernen«, »Organisation und Arbeitsgestaltung«, »Personal- und Rekrutierungspolitik« sowie »Führung« verdichten (▣ Abb. 2.2).

■■   **Individuelle Schwerpunktlegung und Ausgestaltung**
Neben der inhaltlichen Verdichtung des Modells auf fünf inhaltliche Säulen bietet das 5-Säulen-Modell den Vorteil, dass die inhaltliche Ausgestaltung und strategische Schwerpunktlegung innerhalb des Modells variabel erfolgen kann. Verfügt eine Einrichtung beispielsweise über ein ausgeprägtes Konzept im Bereich der Fort- und Weiterbildung sowie in Bezug auf Auszubildende, so kann die entsprechende Säule II Lebenslanges Lernen nicht nur bildlich, sondern auch inhaltlich schmaler ausgeprägt sein. Verfügt hingegen eine Einrichtung bislang über keinerlei Maßnahmen im Bereich des Gesundheitsmanagements, so kann die entsprechende Säule I Gesundheitsmanagement breiter ausgebaut werden und der inhaltliche Fokus des Konzeptes hierauf gelegt werden. ▣ Abb. 2.3 stellt hierbei exemplarisch ein solch angepasstes Modell des 5-Säulen-Konzeptes dar.

■■   **Grundgedanke der Nachhaltigkeit und der Ganzheitlichkeit zur Stabilität des Konzeptes**
Bei der einrichtungs- bzw. trägerspezifischen Anpassung des Konzeptes auf die individuellen

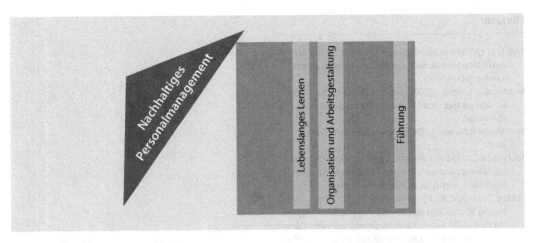

Abb. 2.4   Instabiles Modell des 5-Säulen-Konzeptes

Tab. 2.1   Elemente des 5-Säulen-Konzeptes

	Element	Handlungsfelder (exemplarisch)
Säule I	Gesundheitsmanagement	Betriebliche Gesundheitsförderung Arbeitsschutz und Arbeitssicherheit
Säule II	Lebenslanges Lernen	Qualifikations- und Kompetenzentwicklung Wissensmanagement Laufbahngestaltung
Säule III	Organisation und Arbeitsgestaltung	Arbeitsorganisation Arbeitszeitgestaltung Vergütung
Säule IV	Personal- und Rekrutierungspolitik	Personalbedarfsplanung Rekrutierung Freisetzungspolitik
Säule V	Führung	Bewusstseins- und Einstellungswandel Unternehmenskultur

Bedürfnisse und die entsprechende Ist-Situation können somit die Säulen unterschiedlich ausgeprägt vorliegen. Ziel muss es jedoch sein, ein ausbalanciertes Konzept zu erreichen, um damit ein nachhaltiges Personalmanagement als zukunftsorientierten Wettbewerbsvorteil zu erreichen. Werden hingegen einzelne Säulen gänzlich vernachlässigt, kann keine Balance erreicht werden und damit wird der Grundgedanke der Nachhaltigkeit und der Ganzheitlichkeit vernachlässigt. Die Folge davon ist, dass das Modell instabil wird, wie in ▢ Abb. 2.4 zu sehen ist.

Wie vorangegangen beschrieben wurde, umfasst das 5-Säulen-Konzept verschiedene Handlungsfelder des nachhaltigen Personalmanagements, um den Auswirkungen des demografischen Wandels möglichst frühzeitig präventiv zu begegnen. ▢ Tab. 2.1 veranschaulicht hierbei einige exemplarische Handlungsfelder des Demografiemanagements, welche in Kapitel 8 dieses Buchs näher vertieft und handlungsorientiert dargestellt werden.

Literatur

Bille, L. M. (2009) Age Management-Konzepte für das Personalmanagement. Erfahrungen und Konsequenzen. Hamburg: Diplomica

Ilmarinen, J.; Tempel, J. (2002) Arbeitsfähigkeit 2010 – Was können wir tun, dass Sie gesund bleiben? Hamburg: VSA-Verlag

Metronome (Universal) (2009): Darum leben wir. Track 7: Stadt

Sporket, M. (2011) Organisationen im demografischen Wandel. Alternsmanagement in der betrieblichen Praxis. Wiesbaden: Verlag für Sozialwissenschaften

Voelpel, S.; Leibold, M.; Früchtenicht, J.-D. (2007) Herausforderung 50 plus. Konzept zum Management der Aging Workforce: Die Antwort auf das demographische Dilemma. Erlangen: Publicis KommunikationsAgentur GmbH

Das5- Säulen-Konzept

3

3.1   Säule I: Gesundheitsmanagement

>> Es lebe der Sport. Er ist gesund und macht uns hoart. Er gibt uns Kraft, er gibt uns Schwung. Er ist beliebt bei Alt und Jung. (Rainhard Fendrich, 1992) <<

Früher hieß es Betriebssport, heute heißt es Gesundheitsmanagement – ganz so ist es nicht. Beiden Themenfeldern gemeinsam ist jedoch, dass sowohl der Betriebssport als auch das betriebliche Gesundheitsmanagement der Gesunderhaltung der Mitarbeitenden dienen soll. Dies beschreibt auch Rainhard Fendrich sehr schön in seinem Lied »Es lebe der Sport«: Gesund soll Sport sein, abhärten für all das, was da so kommt, Kraft geben und den Ausführenden stärken sowie Menschen in Schwung bringen – selbstverständlich Altersgruppen übergreifend.

Neben dem Aspekt des Sports umfasst jedoch Säule I Gesundheitsmanagement noch deutlich mehr Aspekte und geht über die klassischen Sportkurse weit hinaus. Das nachfolgende Kapitel bietet einen Überblick über das Themenfeld des Gesundheitsmanagements für Einrichtungen und Dienste der Pflege.

3.1.1   Vom Betriebssport zum Gesundheitsmanagement

Was bis vor einigen Jahren noch unter dem Begriff des Betriebssports zu finden war, ist heutzutage immer häufiger unter der Überschrift des betrieblichen Gesundheitsmanagements zu finden. Der Betriebssport umfasst die innerhalb des Betriebs und im Umfeld des Arbeitgebers ausgeführten sportlichen Aktivitäten. (Rothe 2009: 129) Dies können beispielsweise gemeinsame Gymnastik-Übungen in den Pausenzeiten sein ebenso wie gezielte Sportkurse nach oder vor

dem Dienst und kann bis zur Gründung eines Betriebssportvereins gehen. Ziel des Betriebssports ist, jedoch nicht allein aus wirtschaftlichen Gründen, die Gesunderhaltung der Mitarbeitenden in Form einer Senkung der Krankheitsquote und einer Steigerung der Produktivität, sondern auch eine positive Wirkung auf das Betriebsklima, da durch die gemeinsame Bewegung der Zusammenhalt im Team sowie Team übergreifend gefördert wird. Dies bedient wiederum auch ökonomische Aspekte: Aufgrund der gemeinsamen Freizeitaktivitäten entsteht eine höhere Identifikation der Mitarbeitenden mit ihrem Arbeitgeber, was wiederum der Mitarbeiterbindung intern und einem positiven Image des Unternehmens extern dient (◘ Abb. 3.1).

■■ **Zwei Seiten des Gesundheitsmanagements**
Das Gesundheitsmanagement stellt eine Weiterentwicklung des Betriebssports und strategische Ausrichtung dar, welches in zweierlei Hinsicht auf die Mitarbeitenden und deren Gesundheit fokussiert ist. Zum einen sollen präventive Maßnahmen, wie etwa Grippeimpfungen, die Mitarbeitenden vor spezifischen gesundheitlichen Einschränkungen schützen; zum anderen sollen gesundheitsfördernde Maßnahmen, wie beispielsweise ein Rückenschulungsprogramm, gezielt Ressourcen der Mitarbeitenden nutzen und fördern, um dadurch die Gesundheit des Einzelnen zu steigern. (Altgeld, Kolip 2009: 41) Das betriebliche Gesundheitsmanagement verfolgt somit zwei Stränge. Auf der einen Seite werden präventive Aspekte berücksichtigt, um spezifische prophylaktische Maßnahmen den Mitarbeitenden anzubieten, und auf der anderen Seite unterstützen gesundheitsfördernde Maßnahmen Mitarbeitende mit vorhandenen physischen und psychischen Einschränkungen.

> Das betriebliche Gesundheitsmanagement umfasst präventive und kurative Instrumente.

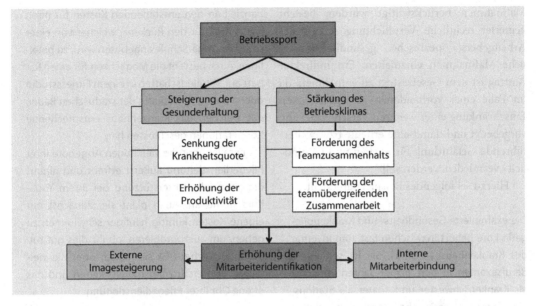

D **Abb. 3.1**   Auswirkungen des Betriebssports

■ ■   **Von der Humanressource zum Mitarbeitenden als Persönlichkeit**

Der Mitarbeitende wird durch diese beiden Aspekte des Gesundheitsmanagement somit nicht mehr nur als Arbeitskraft oder auch Humanressource betrachtet, sondern als Persönlichkeit mit ihren Stärken, aber auch mit ihren Schwächen. Diese Schwächen in Bezug auf das Gesundheitsmanagement umfassen dabei ausdrücklich nicht nur physische Teilbereiche, sondern auch psychische Faktoren.

Zentral ist daher in Bezug auf Säule I Gesundheitsmanagement, dass eine Veränderung des Blickwinkels weg vom Taylorismus und damit einer rein physischen Betrachtung der Arbeitsbelastungen erfolgen muss. Psychische Entspannung, Möglichkeiten zur Beteiligung und die soziale Dimension der Arbeit sind ebenso zu berücksichtigende Aspekte eines ganzheitlichen, nachhaltigen Gesundheitsmanagements. Es wird daher bereits bei der Betrachtung der ersten Konzeptsäule deutlich, dass die einzelnen Säulen nicht isoliert zu betrachten sind, sondern sich vielmehr gegenseitig ergänzen und eng miteinander verzahnt sind.

3.1.2 Rechtliche Aspekte des Gesundheitsmanagements

Neben den rein inhaltlichen Schwerpunkten des betrieblichen Gesundheitsmanagements sind jedoch auch grundlegende rechtliche Aspekte zu berücksichtigen. Zunächst ist festzuhalten, dass Unternehmen rechtlich zum Schutz der Gesundheit ihrer Arbeitnehmer verpflichtet sind. Das Arbeitsschutzgesetz definiert in § 4 Abs. 1, dass »Arbeit so zu gestalten [ist], dass eine Gefährdung für Leben und Gesundheit möglichst vermieden und die verbleibende Gefährdung möglichst gering gehalten wird.« Abgeleitet aus dieser rechtlichen Fixierung lässt sich die Fokussierung auf den rein präventiven Charakter des Gesundheitsmanagements erkennen. Arbeitgeber sind demnach ausschließlich dazu verpflichtet mögliche gesundheitliche Gefährdungen und Risiken für den Arbeitnehmer zu minimieren, jedoch nicht im Falle einer gesundheitlichen Einschränkung entsprechende Unterstützungsmaßnahmen vorzuhalten. Ist ein Mitarbeitender erst einmal erkrankt, obwohl seitens des Arbeitgebers entsprechende gesundheitserhaltende

Maßnahmen berücksichtigt wurden, besteht keinerlei rechtliche Verpflichtung seitens des Arbeitgebers, spezifische, gesundheitsförderliche Maßnahmen einzuleiten. Ein indirekter Auftrag ist dem Gesetzestext zu entnehmen, da im Falle einer vorhandenen gesundheitlichen Einschränkung einer weiteren Verschlechterung vorgebeugt und damit eine erneute bzw. weiterführende Gefährdung für »Leben und Gesundheit« vermieden werden soll.

Hierzu sei folgendes Beispiel dargestellt:

Die examinierte Gesundheits- und Krankenpflegerin Lore gehört inzwischen fast zum Inventar des Krankenhauses Primus. Sie ist seit ihrem Berufsexamen in den 1970er Jahren zunächst als Krankenschwester und später als Stationsleitung tätig. Unterbrochen wurde ihre Tätigkeit nur durch die Geburt und anschließende Elternzeit – damals hieß es noch Erziehungsurlaub – ihrer beiden Kinder. Auch wenn Lore mit ihren inzwischen 58 Jahren zu den Ältesten auf Station und im ganzen Krankenhaus gehört, macht sie ihren Beruf immer noch gerne.

Körperlich merkt sie jedoch, dass die vergangenen Jahre nicht spurlos an ihr vorüber gegangen sind. Nach ihrem ersten Bandscheibenvorfall kurz vor der Geburt ihres ersten Kindes, folgte im vergangenen Jahr ein zweiter, welcher glücklicherweise ebenfalls durch eine Operation mit nachfolgender Rehabilitation kuriert werden konnte. Dennoch wies ihr Orthopäde Lore darauf hin, dass sie möglichst schweres Heben und Tragen vermeiden und körperlich »etwas kürzer treten« solle.

Im Gespräch mit ihrer Pflegedienstleitung Pia Prima bespricht Lore den Hinweis des Orthopäden. Für Lore kommt allerdings ein beruflicher Wechsel in den Verwaltungsbereich des Krankenhauses nicht in Frage, da sie weiter mit ihren Patienten auf Station arbeiten möchte und Pflege für sie eine Herzenssache ist. Da somit eine neue berufliche Tätigkeit für Lore nicht in Frage kommt, bietet Pia Prima Lore an, sich fi-nanziell an den entstehenden Kosten für ihren Kurs »Yoga für den Rücken«, welcher von einer örtlichen Yoga-Schule angeboten wird, zu beteiligen. Auch besteht die Möglichkeit für einen Rabatt auf Mitgliedschaften in einem Fitnessstudio oder auf eine Jahreskarte der städtischen Bäder, mit welchen das Krankenhaus entsprechende Kooperationen geschlossen hat.

Lore ist über die vielfältigen Angebote ihrer Pflegedienstleitung äußerst erfreut und nimmt die finanzielle Unterstützung bei ihrem Yoga-Kurs gerne an. Auch plant sie, zunächst auf eigene Kosten künftig häufiger schwimmen zu gehen, um auszuprobieren, ob ihr dies gut tut. Besonders erfreut ist sie jedoch über die vielfältigen Unterstützungsmöglichkeiten und das offene Ohr ihrer Pflegedienstleitung.

▪▪ Luxemburger Deklaration zur betrieblichen Gesundheitsförderung

Neben der rechtlichen Fixierung im Arbeitsschutzgesetz besteht seit November 1997 die bis heute gültige sogenannte »Luxemburger Deklaration zur betrieblichen Gesundheitsförderung«, welche von der Europäischen Union verfasst wurde. (Meifert, Kesting 2004: 8) Dieses Postulat legt fest, dass die betriebliche Gesundheitsförderung folgende Kriterien erfüllen muss (Ulich, Wülser 2004: 30):

- **Partizipation:**
  Jeder Mitarbeitende wird einbezogen.
- **Integration:**
  Betriebliche Gesundheitsförderung wird bei allen wichtigen Entscheidungen im Unternehmen berücksichtigt.
- **Projektmanagement:**
  Maßnahmen und Programme werden systematisch durchgeführt.
- **Ganzheitlichkeit:**
  Sowohl verhaltens- als auch verhältnisorientierte Maßnahmen (▶ Abschn. 3.1.4) sind Inhalt der betrieblichen Gesundheitsförderung.

◘ **Tab. 3.1** Krankheitsarten nach Altenpflegeeinrichtungen im Vergleich (modifiziert nach Küsgens, Rossiyskaya, Vetter 2003: 216)

	Erkrankungen nach Organsystem						
	Muskel-Skelett	Atemwege	Psyche	Verletzungen	Herz/ Kreislauf	Verdauung	Sonstige
Stationäre Altenhilfe	27,2%	12,3%	11,3%	8,4%	6,1%	5,7%	29,0%
Ambulante Altenhilfe	25,4%	13,4%	11,2%	10,1%	5,6%	5,9%	28,4%

Im Gegensatz zum Arbeitsschutzgesetz wird alleine durch den Begriff der »Gesundheitsförderung« in der Luxemburger Deklaration zur betrieblichen Gesundheitsförderung deutlich, dass der Fokus nicht nur auf der Prävention liegt, sondern die Gesundheit aller Mitarbeitender berücksichtigt wird – unabhängig von deren derzeitigem gesundheitlichen Zustand, Geschlecht oder Alter. Somit verbindet diese Deklaration die definitorische Forderung der Verbindung von präventiven und kurativen Instrumenten des betrieblichen Gesundheitsmanagements.

3.1.3 Gesundheitssituation der Mitarbeitenden in der Pflege

Grundsätzlich müsste man vermuten, dass Mitarbeitende, welche tagtäglich mit kranken bzw. körperlich eingeschränkten Menschen arbeiten, häufiger krank sind als Mitarbeitende anderer Branchen. Andererseits könnte man auch einen anderen Blickwinkel wählen und mutmaßen, dass medizinisch ausgebildetes Fachpersonal eher über Kenntnisse und Fähigkeiten im Bereich der präventiven und kurativen Medizin verfügt und daher seltener erkrankt.

Ganz gleich welchen Blickwinkel man wählt, die Zahlen aus dem Fehlzeitenreport zeigen die Ergebnisse schwarz auf weiß: Betrachtet man einmal die Statistiken zur Gesundheitssituation der Mitarbeitenden in der Altenhilfe (◘ Tab. 3.1),

so wird schnell der Bedarf nach einem betrieblichen Gesundheitsmanagement deutlich.

Besonders in Bezug auf ältere Mitarbeitende ist anzumerken, dass neben den vorhandenen körperlichen und psychischen Einschränkungen mit 25,9 Prozent gesundheitliche Ursachen der Hauptgrund für den Berufsaustritt der 55 bis 64-Jährigen ist. (Bertelsmann Stiftung, Bundesvereinigung der Deutschen Arbeitgeberverbände 2008: 37)

■ ■ **Zusammenhang zwischen Beruf und Gesundheit in der NEXT-Studie**

Die NEXT-Studie (Nurses Early Exit Study) zeigt den Zusammenhang zwischen beruflicher Tätigkeit und gesundheitlichen Auswirkungen auf. Die NEXT-Studie ist die weltweit größte internationale Längsschnittstudie mit Mitarbeitenden aus der Pflegebranche. Im Branchenvergleich zwischen Altenhilfe und Gesundheitswesen zeigt es sich, dass in der stationären Altenhilfe die selbsteingeschätzte Gesundheit im Mittel in allen Altersgruppen niedriger eingeschätzt wird als im Krankenhaus. Erfolgt ein solcher Vergleich hingegen auf Basis der angegebenen gesundheitlichen Daten, so lassen sich nur minimale Differenzen zwischen der Altenhilfe und dem Krankenhaus feststellen. (Galatsch, Iskenius, Hasselhorn 2011: 1)

■ ■ **Nichts wie raus aus der Pflege**

In Bezug auf Deutschland geben die teilnehmenden Pflegekräfte an, dass 25 Prozent der 25-jäh-

3

rigen, häufig höher qualifizierten Pflegenden an einen beruflichen Ausstieg denken. Die Gründe für einen beruflichen Ausstieg aus der Pflege sind bei allen teilnehmenden Pflegekräften vielschichtig, lassen sich jedoch auf drei zentrale Argumente verdichten:

— Fehlende professionelle Perspektive
— Unzufriedenheit mit den Arbeitsbedingungen, insbesondere in Bezug auf die Beziehung zu der ihr überstellten Führungskraft
— Sorge um die eigene Gesundheit

Transferiert man die Ergebnisse der NEXT-Studie auf das 5-Säulen-Konzept, so lässt sich festhalten, dass die Säule I Gesundheitsmanagement, die Säule II Lebenslanges Lernen und die Säule V Führung Stellschrauben zur Mitarbeiterbindung bilden. Die genannten drei zentralen Argumente für einen Ausstieg aus der Pflege lassen sich möglicherweise durch ein frühzeitiges Gegensteuern in Form von Maßnahmen in den genannten drei Säulen minimieren.

3.1.4 Verhaltens- und verhältnisorientierte Maßnahmen des Gesundheitsmanagements

In der einschlägigen Fachliteratur werden in Bezug auf das betriebliche Gesundheitsmanagement meist Organisation und Arbeitsbedingungen als maßgebliche Elemente bei der Entstehung von arbeitsbedingten Krankheiten genannt. Infolge dessen lässt sich das betriebliche Gesundheitsmanagement in **Verhaltensprävention** und in **Verhältnisprävention** unterscheiden. (Siemann 2010: 36)

▪▪ Dimension der Verhaltensprävention
Unter Verhaltensprävention sind Maßnahmen zu verstehen, welche am Verhalten des Mitarbeitenden bezüglich seiner Gesundheit ansetzen. Dies können beispielsweise Sportkurse oder auch eine Ernährungsberatung sein. Ziel ist, das

bestehende Verhalten zu ändern und um gesundheitsorientierte, präventive Ansätze zu erweitern. Die Wirksamkeit dieser Maßnahmen ist jedoch meist zeitlich auf die Dauer der Durchführung der Maßnahme begrenzt. Sobald der Kurs beendet ist, verfallen die Teilnehmenden wieder in ihre alten Muster, sodass hier leider selten von einem nachhaltigen Erfolg gesprochen werden kann.

▪▪ Dimension der Verhältnisprävention
Im Gegensatz dazu setzt die Verhältnisprävention nicht am Individuum an, sondern an der Organisation und Arbeitsgestaltung selbst. Maßnahmen im Bereich der Verhältnisprävention sind hierbei Instrumente zur Optimierung der Abläufe wie Arbeitsplatzgestaltung und -organisation, aber auch der Aspekt der Führung ist in diesem Zusammenhang nicht zu vernachlässigen.

Einen Teilbereich des Gesundheitsmanagements bildet beispielsweise die gesunde Ernährung der Mitarbeitenden. Am Beispiel dieses Teilbereichs werden nachfolgend die Unterschiede zwischen der Verhaltens- und Verhältnisprävention praktisch dargestellt.

Da ihr die Gesundheit ihrer Mitarbeitenden am Herzen liegt, hat Pflegedienstleitung Pia Prima dieses Jahr zum »Jahr der Ernährung im Krankenhaus Primus« ausgerufen. Das ganze Jahr über finden regelmäßige Kurse, Vorträge oder sonstige Veranstaltungen rund um das Thema Ernährung statt. Dazu hat Frau Prima zusammen mit den anderen Leitungskräften der Klinik folgenden Übersichtsplan (◘ Abb. 3.2) entwickelt.

Die Gesundheits- und Krankenpflegerin Sarah hat über die Mitarbeitendenzeitschrift des Krankenhauses Primus von dem geplanten »Jahr der Ernährung im Krankenhaus Primus« erfahren. Da sie zwar von sich selbst sagt, sportlich aktiv zu sein, und auch der Meinung ist, auf ihre Ernährung zu achten, freut sie sich jedoch über das zusätzliche Angebot ihres Arbeitgebers.

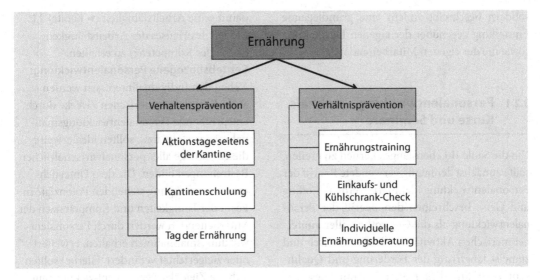

◻ **Abb. 3.2**   Verhaltens- und Verhältnisprävention im Bereich Ernährung

Besonders einen solchen Einkaufs- und Kühl-schrank-Check würde sie gerne einmal machen und mit einem Profi durch den Supermarkt ge-hen, um möglichen Ernährungsmythen auf die Schliche zu kommen. Begeistert berichtet sie auch in ihrem Bekannten- und Freundeskreis von den vielen Angeboten des Krankenhauses Primus.

Aufgrund der hohen Bedeutung der Aspekte »Organisation und Arbeitsgestaltung« sowie »Führung« im Zusammenspiel des Gesundheits-managements aus Verhaltens- und Verhältnis-prävention wird auf diese beiden Elemente auch in den Säulen III Organisation und Arbeitsge-staltung und V Führung weiter eingegangen.

3.2   Säule II: Lebenslanges Lernen

» Wir werden mehr sein, wir werden größer, in jeder Sekunde mehr sein, wir wachsen schneller, Stunde für Stunde. (Laith Al-Deen, 2011) «

»Man lernt nie aus« – heißt es stets so schön, doch welcher tiefere Sinn sich hinter diesen vier Worten verbirgt, ist nur den wenigsten klar. Un-ser Gehirn ist bis zu unserem letzten Atemzug in der Lage, neue Synapsen auszubilden und damit zu lernen. Im Lied »Wir werden mehr sein« von Laith Al-Deen beschreiben die oben zitierten Zeilen das kontinuierliche Wachsen und Rei-fen. Ob durch konkrete Schulungen, hilfreiche Hinweise von Kollegen oder durch neue Heraus-forderungen in ganz alltäglichen Situationen, immer lernen wir etwas dazu, machen neue Er-fahrungen und wachsen damit »Stunde für Stun-de« unabhängig von unserem erlernten Beruf, unserer Bildungsbereitschaft oder auch unserem Alter. Das Lernen an sich ist größtenteils unab-hängig vom Alter, allein die Lernformen unter-scheiden sich. So simpel diese Feststellung auch klingen mag, umso mehr ermöglicht sie es in der betrieblichen Praxis, alle Mitarbeitende, un-abhängig von ihrem Alter, zu fördern, weiterzu-bilden und damit auch wachsen zu lassen. Dieses Wachsen-lassen ist dabei zentrale Steuerungs-aufgabe der entsprechenden Führungskraft.

Im Rahmen des 5-Säulen-Konzeptes ist Säu-le II der Personalentwicklung zuzuordnen, um-fasst jedoch nicht nur die reine Planung und Durchführung von Fort- und Weiterbildungen, sondern beschreibt zudem eine grundlegende Einstellung gegenüber der eigenen Lernhaltung sowie die der eigenen Mitarbeitenden.

3.2.1 Personalentwicklung – mehr als Kurse und Seminare

Um die Säule II Lebenslanges Lernen zu greifen, sollte zunächst der häufig verwendete Begriff der Personalentwicklung definiert werden. Loffing und Geise beschreiben den Begriff der Personalentwicklung als die Gesamtheit aller »unternehmerischen Aktivitäten, die systematisch und zumeist langfristig der Förderung und Qualifikation der Mitarbeiter dienen, damit diese zur Erfüllung ihrer aktuellen oder zukünftigen Aufgaben befähigt bleiben oder werden«. (2005: 17)

■ ■ **Anspruchsgruppen der Personalentwicklung**
Durch diese Definition wird deutlich, dass eine nachhaltige Personalentwicklung der Förderung von Kompetenzen bei den Mitarbeitenden und damit im Rahmen des Leistungserstellungsprozesses auch dem gesamten Unternehmen dient. Mitarbeitende sollen befähigt werden, die an sie gestellten Anforderungen derzeit und auch in Zukunft zu erfüllen. Es stehen dabei zwei Anspruchsgruppen im Fokus von Personalentwicklungsmaßnahmen: der Mitarbeitende selbst und das Unternehmen.

Die Differenzierung in die beschriebenen beiden Anspruchsgruppen lässt sich auch in der Wissenschaft finden. Hierbei wird zwischen der betriebs- und personenbezogenen Personalentwicklung unterschieden. (Kursawe 2007: 68f.)
■ **Personenbezogene Personalentwicklung**: Der Mitarbeitende soll dabei unterstützt und gefördert werden, um einer fachlich-methodischen, aber auch persönlich-sozialen Überforderung im Arbeitsalltag vorzubeugen und weiterhin seinen derzeitigen Kenntnisstand kontinuierlich zu aktualisieren, um

damit seine Arbeitsfähigkeit (▶ Kapitel 2.1 Modell des Hauses der Arbeitsfähigkeit; Ebene der Kompetenz) zu erhalten.
■ **Betriebsbezogene Personalentwicklung**: Neben den Individualinteressen werden auch die unternehmerischen Zwecke durch entsprechende Personalentwicklungsmaßnahmen verfolgt bzw. sollten idealerweise die Grundlage aller personalwirtschaftlichen Bestrebungen bilden. Die dem Unternehmen zur Verfügung stehenden Potenziale in Form der Fähigkeiten und Kompetenzen der Mitarbeitenden werden durch Personalentwicklungsmaßnahmen erhalten, erweitert oder zielgerichtet verändert. Hierbei sollten sich die Ziele der Personalentwicklung aus den Unternehmenszielen ableiten bzw. darauf abgestimmt sein.

3.2.2 Sechs Forderungen an eine nachhaltige Personalentwicklung

Die Instrumente der Personalentwicklung gehen somit nicht nur weit über das bloße Angebot von Vorträgen oder der Teilnahme an einem Workshop hinaus, sondern sollten zur Sicherung ihrer Wirksamkeit in die strategische Unternehmensentwicklung eingebunden werden. Es ergeben sich daraus sechs Forderungen an eine moderne Personalentwicklung, welche in der nachfolgenden Abbildung (◘ Abb. 3.3) grafisch verdeutlicht werden.

Häufig wird Personalentwicklung in der Praxis nach dem Gießkannenprinzip durchgeführt. Ein pauschaler Fortbildungskatalog wird entwickelt, auf den Stationen bzw. Wohnbereichen ausgelegt und außer den Pflichtschulungen in Hygiene und Brandschutz kommen häufig die angebotenen Veranstaltungen aufgrund mangelnder Teilnehmerzahl nicht zustande. Ein Klassiker der Unternehmenspraxis.

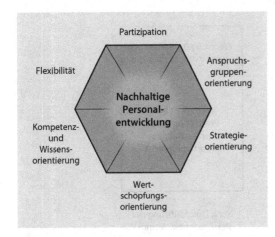

Partizipation

Flexibilität

**Anspruchs-
gruppen-
orientierung**

**Nachhaltige
Personal-
entwicklung**

**Kompetenz-
und
Wissens-
orientierung**

**Strategie-
orientierung**

**Wert-
schöpfungs-
orientierung**

☐ **Abb. 3.3** Nachhaltigkeitskriterien der Personalentwicklung (modifiziert nach Zaugg, R. J. 2008: 30)

Strategische und nachhaltige Personalentwicklung ist jedoch mehr als das Entwickeln und Auslegen eines Fortbildungskatalogs. Vielmehr sollten die oben genannten sechs Forderungen berücksichtigt werden.

■■ **Partizipation durch gegenseitigen Austausch**
Der Begriff der **Partizipation** beinhaltet hierbei einen gemeinsamen Abstimmungsprozess zwischen Vorgesetztem und Mitarbeitendem, beispielsweise im Rahmen des jährlichen Mitarbeitendengesprächs. Hierbei werden gemeinsam die Fortbildungsmöglichkeiten sowie der Fortbildungsbedarf des Mitarbeitenden besprochen und entsprechende Maßnahmen eingeleitet. Das Mitarbeitendengespräch dient somit gleichzeitig auch als Personalentwicklungsgespräch. Nach der reinen Lehre sollte eine Trennung zwischen Mitarbeitendenjahresgespräch und Personalentwicklungsgespräch erfolgen. Meist ist dies jedoch in der Praxis aufgrund begrenzter Zeitressourcen nicht möglich, sodass eine Integration des Personalentwicklungsgesprächs in das jährliche Mitarbeitendengespräch durchaus möglich und häufig – auch nicht nur aus zeitökonomischen Aspekten – sogar sinnvoll ist.

■■ **Schwerpunktlegung durch Anspruchsgruppenorientierung**
Neben diesem individuellen Aspekt der Personalentwicklung kann ein strategisches Personalentwicklungskonzept selbstverständlich nicht nach einer – überspitzt formuliert – Einzelabfrage aller Mitarbeitenden eines Krankenhauses der Maximalversorgung erfolgen. Daher lassen sich bestimmte Bereiche auch unter dem Aspekt der **Anspruchsgruppenorientierung** verdichten. In diesem Zusammenhang sollte jedoch nicht alleine eine Differenzierung nach fachlichen Qualifikationen erfolgen, sondern auch weitere Aspekte wie beispielsweise das Lebensphasenmodell (► Abb. 1.2) berücksichtigt werden, um spezifische Schwerpunkte zu legen.

■■ **Ableitung der Personalentwicklung aus der Unternehmensstrategie**
Als dritter Aspekt sei die **Strategieorientierung** näher ausgeführt. Wie bereits im vorangegangenen Kapitel (► Abschn. 3.2.1) erläutert ist neben der Personenzentrierung auch eine Betriebsorientierung in der nachhaltigen Personalentwicklung anzustreben. Eine Anlehnung oder sogar Ableitung der Ziele der Personalentwicklung aus der Strategie der Gesamtunternehmung ist dabei anzustreben. Abgebildet kann dies beispielsweise auch im Rahmen einer Balanced Scorecard oder anderer Instrumente zur strategischen Unternehmenssteuerung werden.

■■ **Personalentwicklung als Beitrag zur Wertschöpfung**
Ähnlich wie die Forderung nach der Strategieorientierung stellt auch die **Wertschöpfungsorientierung** primär die betrieblichen Ziele in den Vordergrund. Durch gezielte Personalentwicklungsmaßnahmen soll ein Beitrag zur Steigerung der Wertschöpfung des Unternehmens geleistet werden. Unter dem Begriff der Wertschöpfung sind hier neben den finanzwirtschaftlichen Zielen, wie beispielsweise einer Steigerung der Umsatzrentabilität, auch weitergehende Zie-

3

▣ **Abb. 3.4**   Humankapitalmanagement in Bezug auf Personalentwicklung

le, wie zum Beispiel die Zufriedenheit der Klienten oder auch der Mitarbeitenden, zu verstehen. Betrachtet man die Mitarbeitenden durch die rein betriebswirtschaftliche Brille als Human Ressource mit einer entsprechenden Wertigkeit, welche als Humankapital bezeichnet wird, so lässt sich die wirtschaftliche Erklärung heranziehen, dass durch gezielte Personalentwicklungsmaßnahmen sich eine Erhöhung des Werts des einzelnen Mitarbeitenden für das Unternehmen und damit eine Steigerung des gesamten Humankapitals ergibt. Eine solche Steigerung der Wertschöpfung beinhaltet somit ebenfalls Personalentwicklungsmaßnahmen im Bereich der Fach- und Methodenkompetenz, aber auch der Personal- und Sozialkompetenz. Nur ein Ineinandergreifen dieser verschiedenen Aspekte sichert einen nachhaltigen Erfolg im Bereich der Personalentwicklung.

Die nachfolgende Abbildung (▣ Abb. 3.4) verdeutlicht den Zusammenhang zwischen der Personalentwicklung und deren Auswirkungen auf das Humankapital.

▪▪ Kompetenz- und Wissensorientierung als Aus-, Fort- und Weiterbildung

Die Forderung nach einer **Kompetenz- und Wissensorientierung** beinhaltet personen- sowie betriebszentrierte Aspekte. Zentrales Ziel der Personalentwicklung ist, wie bereits oben seitens Loffing und Geise definitorisch dargestellt, die Förderung und Qualifikation der Mitarbeitenden. Die Forderung nach Kompetenz- und Wissensorientierung subsummiert hierbei alle Aspekte, welche landläufig unter den Schlagworten »Aus-, Fort- und Weiterbildung« verstanden werden und somit rein auf den Erwerb und Erhalt von Wissen und Kompetenz zielen. Besonders in Bezug auf altersgemischte Teams sollte dabei diese Forderung berücksichtigt werden, um den unterschiedlichen Lernformen je nach Altersgruppe gerecht zu werden.

▪▪ Flexibilität als Schlüsselanforderung

Die letzte der sechs Forderungen nach **Flexibilität** stellt besonders in Branchen, welche im Schichtbetrieb arbeiten, eine zentrale Anforderung dar. Die zeitliche Flexibilität, welche es möglichst vielen Mitarbeitenden ermöglichen soll, an entsprechenden Personalentwicklungsveranstaltungen teilzunehmen, stellt dabei für die Leitungskräfte bzw. die Mitarbeitenden, welche mit der Gestaltung des Dienstplans betraut sind, eine besondere Herausforderung dar. Durch eine strategische Planung von Personalentwicklungsinhalten und damit auch der rein organisatorischen Planung lassen sich hierbei mögliche Stolpersteine in der Praxis häufig vermeiden. Neben der zeitlichen Flexibilität ist weiterhin auch eine inhaltliche Flexibilität von Bedeutung. Die entsprechenden Referenten der Personalentwicklungsmaßnahmen müssen dabei nicht nur inhaltlich stets auf dem neusten Stand des Wissens sein, sondern sollten auch Fragestellungen aus der Praxis der Teilnehmenden Raum geben, um damit auch den Theorie-Praxis-Transfer zu erleichtern. In Bezug auf die Konzeption einer nachhaltigen Personalentwicklung ist ebenfalls ein hohes Maß an Flexibilität gefordert. Es lassen sich hierbei, speziell in Bezug auf die Qualifikation von Führungskräften, häufig modulare Modelle nutzen, um definierte Inhalte in einem sich kontinuierlich wiederholenden Curriculum abzubilden.

3.2.3 Lebenslanges Lernen in der Praxis

Häufig wird in der Praxis das Thema der Personalentwicklung in Bezug auf fehlende Angebote oder mangelnden Fort- und Weiterbildungswillen der Mitarbeitenden diskutiert, daneben sollten sich besonders die Leitungskräfte verstärkt Gedanken über die konkrete Umsetzung des erlernten Wissens in die Praxis vor Ort machen. Im Sinne einer nachhaltigen Personalentwicklung kann es daher nicht sinnvoll sein, Mitarbeitende nur zu schulen, sondern es muss im Anschluss an die besuchte Schulungsmaßnahme auch ein Personalentwicklungscontrolling erfolgen. Controlling ist hier nicht als reine Kontrolle zu verstehen, vielmehr umfasst das Personalentwicklungscontrolling die Sicherstellung des Theorie-Praxis-Transfers im Alltag, eine Evaluation der durchgeführten Personalentwicklungsmaßnahme in Bezug auf deren Nutzen in der Praxis sowie eine gezielte Ausbildung des weitergebildeten Mitarbeitenden als Multiplikator für seine Kollegen. ◻ Abb. 3.5 verdeutlicht den Dreiklang des Personalentwicklungscontrollings grafisch.

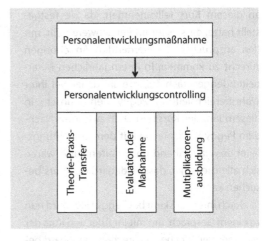

◻ **Abb. 3.5** Handlungsschritte nach der Personalentwicklungsmaßnahme

Die Evaluation einer besuchten Personalentwicklungsmaßnahme kann beispielsweise anhand nachfolgender Leitfragen individuell bzw. im Feedbackgespräch mit dem Dienstvorgesetzten durchgeführt werden.

— War die Veranstaltung und ihre Inhalte wie Sie es erwartet hatten? Welche Erwartungen wurden (nicht) erfüllt?
— Was waren für Sie die drei hilfreichsten Aspekte der besuchten Veranstaltung?
— Welche Punkte erschienen Ihnen hilfreich für Ihre Berufspraxis? Warum?
— Was nehmen Sie konkret (inhaltlich, methodisch) für Ihren Arbeitsalltag aus der besuchten Veranstaltung mit?
— Welches Element der Veranstaltung möchten Sie innerhalb der nächsten Woche in der Praxis umsetzen?
— Welche Teilbereiche der Veranstaltung könnten auch für Ihre Kollegen hilfreich sein?

Die Altenpflegerin Hildegard des Altenpflegeheims Haus Abendruh hat in der vergangenen Woche an einem Kurs zum Thema »Kommunikation mit Angehörigen« teilgenommen. Sie hatte sich schon im vergangenen Jahr vorgenommen,

3

an diesem Kurs teilzunehmen, da sie festgestellt hatte, dass es ihr immer schwerer fällt, mit den anspruchsvoller werdenden Angehörigen zurecht zu kommen. In ihrem jährlichen Mitarbeitendengespräch äußerte sie daher bei ihrer Wohnbereichsleitung Peggy den Wunsch, in diesem Jahr den Kurs besuchen zu dürfen. Nachdem Peggy Rücksprache mit dem Einrichtungsleiter des Haus Abendruh gehalten hatte, waren sich alle drei einig, dass Hildegard den Kurs besuchen kann.

Nach ihrer Rückkehr bat Peggy Hildegard nun zu einem Gespräch, um mit ihr über den Kurs der vergangenen Woche zu sprechen. Hildegard berichtete Peggy von den Inhalten des Kurses und den vielen praktischen Übungen, welche der nette Kursleiter mit ihnen durchgeführt hatte. Im Anschluss stellte Peggy Hildegard verschiedene Leitfragen zu ihrem besuchten Kurs. Dabei erkundigte sich Peggy auch, ob Hildegard im Rahmen der nächsten Teamsitzung ihren Kollegen einen kurzen Bericht über die besuchte Veranstaltung erstatten würde mit drei praktischen Tipps, welche jeder ihrer Kollegen für sein nächstes Angehörigengespräch nutzen kann.

Hildegard war von Peggy´s Vorschlag überrascht und erfreut zugleich, sodass sie gerne einwilligte. Das nächste Angehörigengespräch übernahm sie gerne freiwillig, um die erlernten Tipps und Tricks sogleich in der Praxis auszuprobieren und ihren Kollegen auch davon in der nächsten Teamsitzung zu berichten.

3.2.4 Lernformen in der Personalentwicklung

Unter Berücksichtigung der verschiedenen Altersgruppen hat die Wissenschaft bereits vor einigen Jahren herausgefunden, dass Menschen unterschiedlicher Altersgruppen unterschiedlich lernen. Selbstverständlich lernt ein 19-jähriger Mitarbeitender des Bundesfreiwilligendienstes anders als eine 58-jährige examinierte

Gesundheits- und Krankenpflegerin – in der Theorie leuchtet uns das allen ein. Leider werden die unterschiedlichen Lernformen in der Personalentwicklungspraxis nur selten berücksichtigt und vielmehr eine allgemeingültige Schablone über die durchgeführten Maßnahmen gelegt. Wichtig ist jedoch ein zentraler Leitgedanke, welcher das nachfolgende Kapitel prägt:

> ◯ **Unterschiedliche Altersgruppen lernen nicht besser oder schlechter, sondern anders!**

Während jüngere Mitarbeitende im Vergleich zu älteren leichter komplexe theoretische Zusammenhänge aufnehmen und daher eher Veranstaltungen benötigen mit einem höheren Anteil an theoretischen Inputs, nehmen ältere Mitarbeitende Inhalte verstärkt über praktische Erfahrungen auf. Dies kann dabei sowohl über das Anknüpfen an bereits bekannte Sachverhalte erfolgen oder aber über handlungspraktische Übungen, um die zu erlernenden Inhalte zu schulen.

In der Praxis finden sich meist altersgemischte Gruppen in Personalentwicklungsveranstaltungen, sodass eine methodische Mischung aus theoretischen Inhalten und praktischen Lernformen praktiziert wird. Dies dient zudem auch der frühzeitigen Umsetzung in die Praxis. Eine lebenszyklusorientierte Personalentwicklung, welche gezielt einzelne Altersgruppen anspricht, sollte jedoch die entsprechende Methodenauswahl in Abhängigkeit von der jeweiligen Altersgruppe berücksichtigen.

3.2.5 Personalentwicklung als Teil des Personalmarketings

Die Notwendigkeit zur Personalentwicklung besteht jedoch nicht nur arbeitgeberseitig, um fachlich-methodische Defizite auszugleichen, sondern auch die Mitarbeitenden fordern vermehrt unterstützende Bildungsmaßnahmen.

(Loffing, Geise 2005: 17) Somit kann ein nachhaltiges Personalentwicklungskonzept auch ein Instrument des Personalmarketings sein. (Dietl 2003: 24)

Die Nutzung eines nachhaltigen Personalentwicklungskonzeptes im Bereich der Personalentwicklung kann dabei auf zweifache Weise erfolgen, da sowohl das interne, als auch das externe Personalmarketing hierbei bedient wird.

- **Externes Personalmarketing:** Ziel ist es, ein attraktiver Arbeitgeber zu sein und dadurch neue, qualifizierte Mitarbeitende zu gewinnen.
- **Internes Personalmarketing:** Ziel ist es, die derzeit tätigen Mitarbeitenden langfristig an das Unternehmen zu binden.

■■ Externes Personalmarketing

Das externe Personalmarketing legt den Fokus auf die Außenperspektive. Durch verschiedene Aspekte versucht das Unternehmen, sich als attraktiver Arbeitgeber nach außen darzustellen, um darüber neue Mitarbeitende zu gewinnen. Aspekte, welche dabei das Unternehmen nutzen kann, sind:

- Personalentwicklungsmaßnahmen (Fort- und Weiterbildung, transparente Karrierepfade, …)
- Vereinbarkeit von Familie und Beruf
- Monetäre Leistungsanreize
- …

Ziel ist es hierbei, über die direkte Kommunikation, wie beispielsweise über die Unternehmenshomepage, die attraktiven Personalentwicklungsmaßnahmen nach außen darzustellen. Ein solches Vorgehen stellt die sogenannte **Push-Strategie** dar (to push – engl. drücken, drängen). Bei der Push-Strategie werden die Vorzüge aktiv nach außen dem Adressaten kommuniziert und damit erfolgt die primäre Aktivität seitens des Unternehmens.

Im Gegensatz dazu sollte es weiterhin auch das Ziel sein, eine indirekte Kommunikation zu wählen. Beispielsweise sollten auch hier Mitarbeitende als Multiplikatoren genutzt werden, da das Marketinginstrument der Mund-zu-Mund-Propaganda nicht unterschätzt werden sollte. Hierbei handelt es sich um die sogenannte **Pull-Strategie** (to pull – engl. ziehen). Die Pull-Strategie zielt auf die primäre Aktivität beim Gegenüber ab. Attraktivitätsfaktoren eines Unternehmens bilden dabei Magnetfaktoren, welche anziehend auf potenzielle neue Mitarbeitende wirken sollen.

Sowohl bei der Push- als auch bei der Pull-Strategie ist die **Bedürfnisorientierung an den Attraktivitätsfaktoren** zentral für derzeitige und potenzielle Mitarbeitende. Es müssen somit Aspekte herausgearbeitet oder entwickelt werden, welche für die Mitarbeiterschaft interessant sind. In diesem Zusammenhang kann es hilfreich sein, ein multihierarchisches Projektteam zusammen zustellen, um verschiedene Sichtweisen zu berücksichtigen.

Die nachfolgende Tabelle gibt einen Überblick über die Vor- und Nachteile des externen Personalmarketings. (◘ Tab. 3.2).

■■ Internes Personalmarketing

Im Gegensatz zum externen Personalmarketing fokussiert das interne Personalmarketing auf die bereits im Unternehmen tätigen Mitarbeitenden und stellt somit einen **Teilbereich der Mitarbeitendenbindung** dar. Die zurzeit im Unternehmen tätigen Mitarbeitenden sollen hierbei langfristig an das Unternehmen gebunden werden, ihre Arbeitszufriedenheit gestärkt sowie ihre Arbeitsmotivation erhöht werden. Im Bereich der nachhaltigen Personalentwicklung sollten beispielsweise interne Karrierepfade entwickelt werden, um Mitarbeitenden, welche sich für eine horizontale oder vertikale Laufbahnplanung (▶ Abb. 8.3) interessieren, bereits frühzeitig über ihre entsprechenden Möglichkeiten zu informieren. Eine solche interne Personalmar-

◻ Tab. 3.2   Vor- und Nachteile des externen Personalmarketings

Vorteile	Nachteile
Neue Ideen und Innovationen werden begünstigt	Hohe Beschaffungskosten
Vermeidung von Betriebsblindheit	Höherer Einarbeitungsaufwand
Auswahlmöglichkeit von vielen externen Bewerbenden	Höherer Unsicherheitsfaktor
Überprüfung der eigenen Arbeitgeberattraktivität	Mögliche Demotivation interner Bewerbender
Konkurrenz um höher dotierte Stellen in der eigenen Belegschaft wird vermieden	Möglichkeit Fluktuation bei nicht vorhandenen beruflichen Perspektiven
Zusätzliche Außenwirkung im Bereich der Öffentlichkeitsarbeit	Beziehungsbelastung durch Abwerbung von Konkurrenzunternehmen

◻ Tab. 3.3   Vor- und Nachteile des internen Personalmarketings

Vorteile	Nachteile
Steigerung der Motivation	Begrenzte Auswahlmöglichkeit
Bindungswirkung der Mitarbeitenden an das Unternehmen	Gefahr der Betriebsblindheit
Kurzfristigere Beschaffungsweg für vakante Positionen	Evtl. hohe Fortbildungs- / Umschulungskosten
Schaffung von Perspektiven für interne Mitarbeitende	Interne Konkurrenz führt evtl. zu einem angespannten Betriebsklima

ketingstrategie setzt dabei nicht erst auf Ebene der Fachkräfte an, sondern nimmt bereits Praktikanten, Mitarbeitende im Bereich des Freiwilligendienstes oder Auszubildende in den Fokus. Hierbei gilt es, Mitarbeitende dieser Zielgruppe frühzeitig für das Unternehmen und die vorhandenen Berufsfelder zu begeistern und damit langfristig zu binden.

Die Vor- und Nachteile des internen Personalmarketings veranschaulicht die nachfolgende Tabelle. (◻ Tab. 3.3)

3.3   Säule III: Organisation und Arbeitsgestaltung

» Muss nur noch kurz die Welt retten, danach flieg ich zu dir. Noch 148 Mails checken wer weiß was mir dann noch passiert denn es passiert so viel. (Tim Bendzko, 2012) «

Säule III des 5-Säulen-Konzeptes widmet sich dem Bereich der Organisation und Arbeitsgestaltung, da neben der Entwicklung der Mitarbeitenden, wie in Säule II beschrieben, auch die Entwicklung der Organisation sowie die Optimierung der Arbeitsgestaltung eine wesentliche Rolle im Rahmen eines nachhaltigen Personalmanagementkonzeptes spielen. Der Arbeitsalltag ist von verdichteten Arbeitsprozessen, Unterbesetzung und kurzfristigen Zwischenfällen geprägt. Alles muss möglichst jetzt sofort geschehen und am besten drei Dinge auf einmal. Der Vergleich zwischen einer Pflegekraft und einem Superhelden, wie ihn Tim Bendzko besingt, welcher »nur noch kurz die Welt rettet«, welcher Multitasking-fähig über die Station wirbelt, überall mit anpacken kann und die gesamte Station im Griff hat liegt nahe.

Eine verbesserte und lernfördernde Gestaltung der Arbeit bildet daher eine wichtige Voraussetzung, um die physische und psychische Leistungsfähigkeit sowie die Motivation der Mitarbeitenden zu erhöhen. (Deller et al. 2008: 188) Es zeigt sich daher die enge Vernetzung der Säule III Organisation und Arbeitsgestaltung mit Säule I Gesundheitsmanagement.

3.3.1 Organisation und Gestaltung – ein Widerspruch?

Der Begriff der Organisation lässt sich aus dem griechischen Begriff órganon herleiten, was so viel bedeutet wie Hilfsmittel, Werkzeug. Somit wird bereits etymologisch deutlich, dass es sich bei dem Begriff der Organisation nicht um ein statisches Konstrukt handelt, sondern vielmehr um ein Instrumentarium.

Dies spiegeln auch die vielfältigen Definitionen des Organisationsbegriffs in der Wissenschaft wider. Beispielsweise verstehen Jung, Bruck, Quarg unter Organisation »die zielorientierte Strukturierung des unternehmerischen Gesamtgefüges [...], welche sowohl durch aktive Gestaltung von Regeln als auch durch den zielorientierten Umgang mit informellen Erscheinungen erfolgen kann.« (2007: 360) Aus dieser Definition wird deutlich, dass Organisation über zwei Teilbereiche verfügt: ein formelles Regelwerk sowie informelle Strukturen.

❯ Organisation besteht aus einem formellen und einem informellen Anteil.

■■ **Teilbereiche der Organisation in der Praxis**
In der Praxis lassen sich diese beiden Teilbereiche der Organisation ebenfalls wiederfinden.

Zu den **formellen Teilen** gehören beispielsweise:

— Verfahrens- oder Dienstanweisungen
— Prozessregelungen aus dem Qualitätsmanagement
— Rechtliche Vorschriften

Hingegen lassen sich **informelle Bereiche der Organisation** deutlich schwieriger greifen, da diese häufig nicht verbal formuliert oder gar schriftlich fixiert sind. Einzig organisatorische Elemente, wie beispielsweise das Leitbild eines Trägers bilden auch informelle Aspekte, wie die geteilten Normen und Werte oder vorhandene Grundhaltungen zu unterschiedlichen Themen, schriftlich ab. Jedoch bleibt zu erwähnen, dass die im Rahmen eines Leitbild-Erstellungsprozesses herausgearbeiteten informellen Aspekte der Organisation häufig nur einen Bruchteil der in der Unternehmenskultur enthaltenen Komponenten widerspiegeln.

■■ **Definition des Organisationsbegriffs**
Um ein einheitliches Begriffsverständnis im weiteren Verlauf dieses Buches zu erreichen, soll hier unter dem Begriff der Organisation zum einen die jeweilige Einrichtung selbst verstanden werden, welche eine einzelne Organisationseinheit bildet. Zum anderen wird unter der in der Einrichtung bestehenden Organisationsstruktur Folgendes verstanden:

❯ Organisation umfasst das vorhandene formelle und informelle Regelwerk, welches zur Strukturierung des Dienstleistungsprozesses unerlässlich ist, sich jedoch in einem kontinuierlichen Weiterentwicklungsprozess befindet und daher von internen und externen Faktoren beeinflusst wird.

■■ **Begriff der Arbeitsgestaltung**
Im Gegensatz zum Organisationsbegriff bietet der Bereich der Arbeitsgestaltung ein deutlich höheres und aktiveres Maß an Einflussnahme durch die in der Organisation tätigen Mitarbeitenden. Die Arbeitsgestaltung beschreibt die konkrete Situation der Mitarbeitenden an ihren jeweiligen Arbeitsplätzen und befasst sich schwerpunktmäßig mit den drei Aspekten Arbeitsinhalt, Arbeitsort sowie Arbeitszeit (◻ Abb. 3.6).

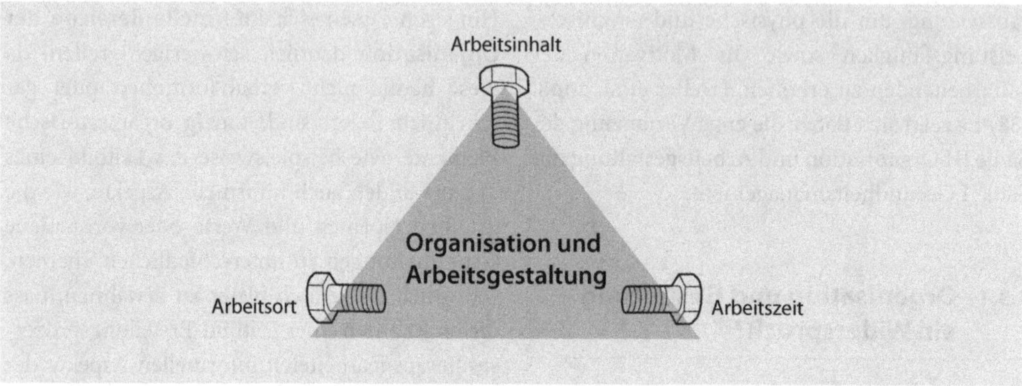

◘ Abb. 3.6   Teilbereiche von Organisation und Arbeitsgestaltung

Der Fokus der Arbeitsgestaltung liegt dabei vor Ort am jeweiligen Arbeitsort des einzelnen Mitarbeitenden. Da jedoch nur in Ausnahmefällen eine individuelle Arbeitsgestaltung primär das Ziel ist, erfolgt die Arbeitsgestaltung meist nach Zielgruppen wie beispielsweise für Mitarbeitende der Pflege, der Hauswirtschaft oder des ärztlichen Dienstes.

Abgeleitet aus dieser zielgruppenspezifischen Arbeitsgestaltung kann jedoch im Weiteren noch ein individueller Anpassungsbedarf für den einzelnen Mitarbeitenden erfolgen. Ein solcher Anpassungsbedarf kann beispielsweise durch physische Einschränkungen einzelner Mitarbeitender bedingt sein und sollte in enger Abstimmung mit dem jeweiligen Dienstvorgesetzten erfolgen.

Der 58-jährigen Stationsleitung Lore des Krankenhauses Primus ist es stets wichtig, neben ihren vielen administrativen Tätigkeiten auch aktiv in der Pflege auf Station mitzuhelfen. Zum einen ließe sich ein Dienstplan ohne Lores Einsatz in der Pflege gar nicht schreiben und zum anderen ist es Lore auch selbst wichtig, den Kontakt zu den Patienten nicht zu verlieren. Lore stellt dabei auch immer wieder fest, dass sich seit ihrem Examen viel getan hat – auch bei den Hilfsmitteln. Ob ein elektrisch höhenverstellbares Bett oder Patientenlifter, auf vieles möchte sie heute gar nicht mehr verzichten.

In den vergangenen vier Wochen war Lore leider aufgrund eines Hexenschusses krankgeschrieben. Nachdem sie gestern ihren Dienst wieder aufnahm, bat sie ihre Pflegedienstleistung Pia Prima zu einem Krankenrückkehrgespräch, welches das Krankenhaus Primus regelmäßig im Rahmen des Eingliederungsmanagements des betrieblichen Gesundheitsmanagements durchführt.

Neben den allgemeinen Fragen zu ihrem Wiedereinstieg, erkundigte sich Frau Prima auch, ob Lore wieder ganz einsatzfähig ist und physisch sowie psychisch wieder sowohl ihre administrativen als auch pflegerischen Tätigkeiten übernehmen kann. Aufgrund der Schwere des Hexenschusses ist es Lore jedoch derzeit noch nicht möglich als vollwertige Kraft in der Pflege mitzuarbeiten. Daher entwickeln Frau Prima und Lore ein Modell, welches Lore von körperlich belastenden Tätigkeiten in der Pflege in den kommenden zwei Wochen noch entlastet, und vereinbaren, dass sie von einer anderen Pflegefachkraft unterstützt wird. Ihre administrativen Tätigkeiten wird Lore ab sofort jedoch wieder ganz übernehmen.

Das oben beschriebene Beispiel zeigt, dass im Rahmen eines anlassbezogenen Mitarbeitendengesprächs eine individuelle Anpassung der Arbeitsgestaltung erfolgt ist. Die Anpassung bezog sich dabei auf den Teilbereich des Arbeits-

Tab. 3.4 Alternskritische Arbeitsanforderungen (modifiziert nach Morschhäuser 1999: 107)

Kritische Faktoren	Beispiele
Körperlich anstrengende Tätigkeiten	– Heben und Tragen von Lasten – Zwangshaltungen – Einseitig belastende Tätigkeiten – Kurzzyklische Tätigkeiten
Arbeitsumgebungsbelastungen	– Hitze, Lärm – Schlechte Beleuchtungsverhältnisse
Hohe bzw. starre Leistungsvorgaben	– Taktgebundene Arbeit – Hoher Zeitdruck
Schicht- und Nachtarbeit	– Arbeitsrhythmus gegen die »innere Uhr« – Soziale Beeinträchtigung
Hohe psychische Belastungen	– Daueraufmerksamkeit – Soziale Isolation – Regelmäßige Konfrontation mit Menschen in existenziellen Lebenskontexten

inhalts. Arbeitsort und Arbeitszeit blieben unberührt. Je nach individuellem Bedarf sollten jedoch stets alle drei Bereiche der Arbeitsgestaltung besprochen und hinsichtlich ihres Anpassungsbedarfs überprüft werden.

■■ Vernetzung zwischen Organisation und Arbeitsgestaltung

Organisation und Arbeitsgestaltung widersprechen sich somit nicht, sondern ergänzen sich vielmehr. Nachfolgend wird verdeutlicht, wie die beiden Bereiche in einander greifen:

> Die Organisation mit ihren formellen und informellen Regeln bietet den Handlungsrahmen, innerhalb dessen die individuelle bzw. zielgruppenspezifische Arbeitsgestaltung mit den drei Handlungsschwerpunkten Arbeitsinhalt, Arbeitsort und Arbeitszeit erfolgt.

3.3.2 Alternskritische Faktoren der Arbeitsgestaltung

Höher, schneller, weiter – dies scheint der Leitsatz so vieler wirtschaftlicher Prozesse zu sein und auch in der Pflege prägten und prägen

Arbeitsverdichtungen den Alltag auf Station bzw. auf dem Wohnbereich. Laut Expertenmeinungen werden solche Arbeitsverdichtungen in den kommenden Jahren verstärkt auftreten, was hauptsächlich durch den zunehmenden Mangel an Nachwuchskräften im Bereich der Fach- und Hilfskräfte bedingt ist. Entsprechend steigen die physischen und psychischen Belastungen für die Mitarbeitenden in der Pflege kontinuierlich an.

Die unterschiedlichen Arbeitsverdichtungsprozesse haben dabei, neben den individuell unterschiedlich wahrgenommenen Auswirkungen auf Mitarbeitende, auch altersdifferenzierte Auswirkungen, da Mitarbeitende unterschiedlicher Altersgruppen sich unterschiedlich gut auf steigende physische und psychische Belastungen anpassen können.

Die nachfolgende Tabelle verdeutlicht die besonders alternskritischen Arbeitsanforderungen, welche im Rahmen der Organisationsentwicklung und Arbeitsgestaltung zu betrachten sind (■ Tab. 3.4).

■ Tab. 3.4 stellt einen branchenunspezifischen Überblick über die alternskritischen Arbeitsanforderungen dar. Überträgt man die genannten Aspekte auf die Pflege, so fällt auf, dass viele der genannten Aspekte auf den Arbeitsalltag in der Pflege zutreffen.

3

▪▪ Körperlich anstrengende Tätigkeiten

Durch die Lagerung und Mobilisation von häufig adipösen Patienten und Bewohnern werden die Mitarbeitenden der Pflege körperlich äußerst belastet. Hilfsmittel wie Lifter stehen zwar vielfach den Mitarbeitenden zur Verfügung, werden jedoch nur in den seltensten Fällen konsequent genutzt. Aufgrund dieser Belastung treten besonders häufig Schmerzen im Bereich des Rückens auf.

▪▪ Arbeitsumgebungsbelastungen

Belastungen, welche die Arbeitsumgebung bedingen, sind für Pflegende weniger Aspekte wie Lärm, Hitze oder schlechte Beleuchtungsverhältnisse. Dabei sind diese Umgebungsfaktoren in vielen Einrichtungen lediglich auf die Bedürfnisse der Patienten bzw. Bewohner, beispielsweise durch definierte Lux-Angaben zur Helligkeit, abgestimmt und weniger auf die der Mitarbeitenden. Es ließen sich jedoch beispielsweise die Beleuchtungsverhältnisse im Dienstzimmer speziell auf die Bedürfnisse der Pflegekräfte anpassen.

▪▪ Hohe bzw. starre Leistungsvorgaben

Aufgrund des beschränkten Stellenschlüssels steht meist kleineren bis mittelgroßen Wohnbereichen in der stationären Altenhilfe im Spätdienst nur eine examinierte Kraft zur Verfügung. Entsprechend übernehmen die nicht examinierten Hilfskräfte die einfacheren und dennoch vielfältigen Tätigkeiten, welche nicht von einer examinierten Fachkraft durchgeführt werden müssen. Es ergibt sich hierbei für beide Parteien ein enormer Leistungs- und Zeitdruck, um den Bedürfnissen der Bewohner und Patienten gerecht zu werden. Daher ist besonders in diesem Themenfeld der hohen bzw. starren Leistungsvorgaben eine physische und psychische Belastung der Mitarbeitenden auf Fach- und Hilfskraftebene zu beobachten.

▪▪ Schicht- und Nachtarbeit

Jeder Mitarbeitende, welcher sich für eine Tätigkeit in der Pflege entscheidet, weiß, dass ihn Schicht- und Nachtarbeit erwarten. Dennoch sind nur den wenigstens die langfristigen Auswirkungen durch Wechsel- und Nachtschichten bewusst. Neben der Gefahr der sozialen Beeinträchtigung, bedingt durch Freizeit während Freunde und Bekannte berufstätig sind, sind auch die langfristigen gesundheitlichen Auswirkungen auf den Schlafrhythmus der Mitarbeitenden in der Pflege inzwischen gut erforscht. Es zeigt sich, dass gesundheitliche Einschränkungen, welche häufig mit Schlafmangel und den wechselnden Schlafrhythmen einhergehen, nachhaltig die physische und psychische Gesundheit der Mitarbeitenden schädigen.

▪▪ Hohe psychische Belastungen

Neben all diesen verstärkt physischen Einschränkungen der Arbeitsanforderungen wirken zudem starke psychische Faktoren auf die Mitarbeitenden der Pflege. Der kontinuierliche Kontakt mit Menschen in existenziellen Situationen, wie Krankheit, Schmerz und Tod, sind für die Mitarbeitenden äußerst belastend. Auch die erhöhte Verantwortung in Bezug auf fachliche Entscheidung und das Bewusstsein, dass ein falsches Handeln über Leben und Tod eines Menschen unter Umständen entscheiden kann, erfordert ein erhöhtes Maß an Aufmerksamkeit und eine entsprechende grundsätzliche moralische Haltung gegenüber den anvertrauten Personen.

Die dargestellten Arbeitsanforderungen stellen somit die Grundlage für entsprechende Handlungsmöglichkeiten der Säule III Organisation und Arbeitsgestaltung dar. Es gilt, die vorhandenen Anforderungen zu analysieren und passgenaue Gegensteuerungsmaßnahmen einzuleiten. Hierbei sollte auch, wie bereits einleitend erwähnt, eine enge Vernetzung mit Säule I Gesundheitsmanagement erfolgen, da sich die beiden Säulen in Bezug auf die physische und psychische Gesunderhaltung und Gesundheitsförderung sehr gut ergänzen.

3.4 Säule IV: Personal- und Rekrutierungspolitik

>> Jeden Morgen geht er durch diese Tür. Jeden Morgen bleibt die Frage: Wofür? (Silbermond, 2012) <<

Das Lied »Himmel auf« der Band Silbermond beschreibt in der ersten Strophe einen Mensch, der zwar tagtäglich seiner Arbeit nachgeht, sich jedoch die Frage stellt, wofür er jeden Morgen aufsteht und sich all dem Druck und Stress aussetzt. Ähnliche Fragen stellen sich sicher auch so manche Pflegekräfte, welche irgendwann zu dem Ergebnis kommen, dass sie ihren Beruf nicht mehr ausüben wollen oder können. Der Ausstieg ist dabei nicht alleine für den jeweiligen Mitarbeitenden mit Folgen verbunden, sondern auch für die jeweilige Einrichtung. Es gilt die vakante Stelle nachzubesetzen, die entstehende Unruhe im Team zu klären und die anderen Teammitglieder auch weiterhin an das Unternehmen zu binden.

Säule IV des 5-Säulen-Konzeptes beschäftigt sich mit dem Bereich der Personal- und Rekrutierungspolitik. Hierbei wird der Aspekt der Rekrutierungspolitik als Teilbereich der Personalpolitik noch einmal deutlich nach vorne gestellt, da die Gewinnung von externen und die Bindung von internen Mitarbeitenden die größten Ziele dieser Säule sind. Hierbei lassen sich vielfältige Instrumente nutzen, deren Zielsetzungen und Möglichkeiten nachfolgend in einem ersten Überblick über die genannte Konzeptsäule erläutert werden.

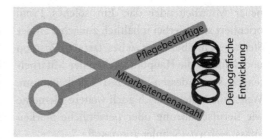

☐ **Abb. 3.7**   Angebot und Nachfrage im Pflegemarkt

für die Altenhilfe, kämpfen Einrichtungen und Dienste immer mehr darum, neue Fachkräfte für sich zu gewinnen. Bedingt ist dies durch eine sinkende Anzahl an verfügbaren Pflegekräften, aber auch durch den gleichzeitig steigenden Bedarf nach Mitarbeitenden in der Pflege. So stieg beispielsweise vom Jahr 1999 bis zum Jahr 2007 die Anzahl der pflegebedürftigen Menschen in Deutschland um 11,4 Prozent. (Statistisches Bundesamt 2010: 24)

Ziel ist es daher, der sich ständig weitende Schere zwischen steigender Anfrage auf der einen Seite und sinkendem Angebot auf der anderen Seite gerecht zu werden (☐ Abb. 3.7).

Um diesen Spagat zu schaffen, muss auch die Personalgewinnung neue bzw. strategische Wege gehen. In der Praxis treten Vakanzen zwar meist, bedingt durch eine arbeitnehmerseitige Kündigung, äußerst kurzfristig auf, in manchen Fällen lassen sie sich jedoch auch nachhaltig planen, wie beispielsweise im Falle von Altersnachfolgeregelungen. In beiden Fällen gilt es jedoch, neben den operativ einzuleitenden Schritten auch strategisch-konzeptionell zu handeln.

3.4.1 Personalgewinnung – weit mehr als eine Stellenanzeige

Die Gewinnung von neuen Mitarbeitenden ist inzwischen zu einem hart umkämpften Markt geworden. Besonders im Bereich der Pflegefachkräfte, sowohl für Krankenhäuser als auch

3.4.2 Das Anforderungsprofil als Grundlage der Personalgewinnung

Frei nach dem Motto »Wer nicht weiß, wonach er sucht, wird es nicht finden« stellt das Anforderungsprofil den ersten Schritt zur Gewinnung neuer Mitarbeitender dar. Ein solches Profil orientiert sich hierbei inhaltlich zunächst an der Stellenbeschreibung der zu besetzenden Position und definiert die Haupttätigkeiten des Mitarbeitenden sowie dessen weiteren Tätigkeitsraum. Weiterhin sollten jedoch auch weitere Elemente wie Berufserfahrung oder persönliche Stärken erfasst werden. (Schuler 2000: 59ff)

Die nachfolgende Liste gibt hierbei einen Überblick über mögliche zu definierende Aspekte:

- Genauer Titel der Position/Stellenbezeichnung
- Haupttätigkeiten
- Weitere Tätigkeiten
- Hierarchische Über-/Unterstellung inkl. Leitungsspanne
- Beruflicher Werdegang
- Ggf. akademische Qualifikationen
- Gewünschte Zusatzqualifikationen
- Berufliche Erfahrung
- Leitungserfahrung
- Branchenerfahrung
- Persönliche Stärken (z. B. Kommunikationsfähigkeit, Präsentationsfähigkeit, Konfliktmanagement)
- Gehaltsvorstellungen/Entgeltgruppe
- Eintrittstermin

Selbstverständlich sollten darüber hinaus die Benachteiligungsgründe im Sinne des § 1 des AGG (allgemeines Gleichbehandlungsgesetz) im Rahmen des Auswahlprozesses beachtet werden. Diese umfassen folgende Aspekte:

- Rasse
- Ethnische Herkunft
- Geschlecht
- Religion
- Weltanschauung
- Behinderung
- Alter
- Sexuelle Identität

Nach Fertigstellung des Anforderungsprofils für die zu besetzende Stelle sollten Sie sich jedoch bewusst sein, dass Sie damit die berühmte »Eier legende Woll-Milch-Sau« beschrieben haben und sicher im weiteren Verlauf des Personalgewinnungsprozesses mit Abstrichen auf Ihrer Liste zu rechnen ist. Hierbei ist es bereits in diesem ersten Schritt hilfreich, die festgelegten Anforderungen in die Kategorien »notwendig« und »wünschenswert« zu differenzieren, um damit selbst das Niveau der Kompromissbereitschaft festzulegen. Das nachfolgende Beispiel gibt hierzu eine Erfahrung aus der Praxis wider.

Im Altenpflegeheim Haus Abendruh zeichnet sich ein personeller Wechsel ab. Die bisherige Pflegedienstleitung Ulrike wird das Haus leider verlassen, da ihr Mann in einer anderen Stadt demnächst eine neue Stelle antreten wird. Da Ulrike ihrer Einrichtungsleitung die Möglichkeit geben möchte, frühzeitig nach einem Nachfolger oder einer Nachfolgerin für sie zu suchen, und sie diese/n eventuell sogar noch einarbeiten kann, informierte sie ihre Einrichtungsleitung umgehend, nachdem ihr Mann die Zusage für die neue Stelle erhalten hatte.

Nun gilt es für das Altenpflegeheim, möglichst schnell eine Nachfolgerin bzw. einen Nachfolger für Ulrike zu finden. Um festzulegen, was der neue Mitarbeitende mitbringen sollte, bittet die Einrichtungsleitung Ulrike, eine Liste mit ihren Haupttätigkeiten sowie ihren weiteren Tätigkeiten zu erstellen. In einem Gespräch erkundigt sich die Einrichtungsleitung zudem nach den – aus Ulrikes Sicht – weiteren wichtigen Aspekten ihres Nachfolgers bzw. ihrer Nachfolgerin.

Ulrike lagen bei ihrer Arbeit stets die Bedürfnisse der Bewohner sehr am Herzen, um ihnen hier ein Zuhause zu schaffen. Aufgrund dieser Haltung gibt Ulrike an, dass ihr Nachfolger Interesse an den Bewohnerinnen und Bewohnern sowie ein hohes Maß an Empathie mitbringen muss. Selbstverständlich muss er aber auch ein

Organisationstalent sein, ständig zwischen den Wohnbereichen und ihren ganz unterschiedlichen Schwerpunkten hin und her zu wechseln, erfordert stets den Überblick zu behalten.

Neben den von Ulrike genannten Aspekten macht sich aber auch die Einrichtungsleitung Gedanken zu den Aspekten des Anforderungsprofils. Da das Haus Abendruh derzeit seine Bewohnerinnen und Bewohner verstärkt über die niedergelassenen Ärzte erhält, strebt die Einrichtungsleitung schon länger eine intensivere Vernetzung mit weiteren potenziellen Zuweisern, den ansässigen ambulanten Pflegediensten an. Somit muss aus ihrer Sicht die neue Pflegedienstleitung nicht nur aus rechtlichen, sondern auch aus fachlichen Aspekten über die Qualifikation zur verantwortlichen Pflegefachkraft verfügen, jedoch gerne auch Erfahrungen im Bereich der ambulanten Pflege mit einbringen.

Differenziert nach notwendigen und wünschenswerten Anforderungen ergibt sich somit für die neue Pflegedienstleitung nachfolgendes Anforderungsprofil (◨ Tab. 3.5).

3.4.3 Vom Anforderungsprofil zur Stellenausschreibung

Nach Festlegung des Anforderungsprofils sollte im zweiten Schritt eine entsprechende Ausschreibung entwickelt werden. Grundlage für die zu erstellende Stellenausschreibung bildet das entwickelte Anforderungsprofil. Dabei sollte bei der gestalterischen Ausarbeitung der Stellenausschreibung auf ein einheitliches Layout geachtet werden, da es sich bei der zu publizierenden Stellenanzeige ebenfalls um ein **indirektes Instrument der Öffentlichkeitsarbeit** handelt, sodass auch hier auf einen Wiedererkennungseffekt durch Farbgestaltung und Integration des Logos geachtet werden sollte. Jede **Stellenanzeige** stellt ein **Instrument des Personalmarketings** dar und ist damit gleichzeitig auch ein Instrument der Imagepflege nach innen und außen für Einrichtung und Träger.

■ ■ **Veröffentlichung der Stellenausschreibung**

Parallel zur Textung und Gestaltung der Stellenausschreibung sollten jedoch auch die zur Veröffentlichung genutzten Kanäle ausgewählt werden. (Friedrich 2010: 50) In manchen Fällen ergeben sich aufgrund der Auswahl der Publikationskanäle auch für die Stellenanzeige Folgen. Soll die Stellenanzeige beispielsweise in gedruckter Form in einer regionalen Zeitung erscheinen, darf diese deutlich weniger umfangreich sein, wie wenn diese ausschließlich online auf der eigenen Webpräsenz eingestellt werden soll.

Nach Fertigstellung der Stellenanzeige wird diese meist zunächst intern veröffentlicht, um internen Mitarbeitenden zuerst die Chance für eine Bewerbung zu geben. Im Folgenden wird die Stellenanzeige auch in den ausgewählten externen Kanälen publiziert.

■ ■ **Organisatorisches Vorgehen im Auswahlprozess**

Nachdem nun die ersten Schritte der Personalakquise getan sind, sollte jedoch nicht das interne »Füße hoch Legen« beginnen. Vielmehr ist es spätestens nun an der Zeit, das organisatorische Vorgehen im nun folgenden Auswahlprozess festzulegen. Hierbei gilt es folgende **Leitfragen** zu klären:

- Was passiert, wenn eine Bewerbung (schriftlich/per Email) eingeht?
- Wer schreibt die Eingangsbestätigung?
- Besteht die Möglichkeit, einen Autoresponder für Email-Bewerbungen einzurichten?
- Wollen Sie eine definierte Bewerbungsfrist abwarten oder umgehend nach Eingang der ersten Bewerbungen Vorstellungsgespräche führen?
- Wer führt eine erste Sichtung der eingehenden Bewerbungen durch und übernimmt die Vorauswahl?
- Soll nach der ersten Vorauswahl der Bewerbungen ein telefonisches Interview zur Klärung noch offener Fragen und ein erstes gegenseitiges Kennenlernen durchgeführt

3

◻ Tab. 3.5 Anforderungsprofil der Pflegedienstleitung für das Altenpflegeheim Haus Abendruh

Genauer Titel der Position/Stellenbezeichnung	Verantwortliche Pflegefachkraft/Pflegedienstleitung	Notwendig	Wünschenswert
Haupttätigkeiten	Sicherstellung der Qualität der Pflege durch Wohnbereichsrundgang, Einsichtnahme in die auf dem Wohnbereich geführten Pflegedokumentationen und Durchführung von Pflegevisiten		
	Planung und Organisation und ggf. Durchführung innerbetrieblicher Schulungs- und Fortbildungsmaßnahmen	x	
	Erstellung, Kontrolle und Unterzeichnung der Dienstpläne, sowie die Berechnung der geleisteten Dienstzeiten im Abrechnungszeitraum		
	Sicherstellung der korrekten Beschaffung und Verwendung der für die Pflege notwendigen Mittel		
Weitere Tätigkeiten	Schaffung einer Vernetzung der Einrichtung mit ambulanten Pflegediensten		
	Einbringen von Vorschläge zu Qualifikation von Mitarbeitenden		x
Hierarchische Überstellung	Primär: Wohnbereichsleitung		
	Sekundär: Pflegefachkräfte, Pflegehilfekräfte, Mitarbeitende des Freiwilligendienstes		
Hierarchische Unterstellung	Einrichtungsleitung		
Leitungsspanne	3 Wohnbereichsleitungen, 3 stellvertretende Wohnbereichsleitungen		
Beruflicher Werdegang	Abschluss einer Ausbildung als Gesundheits- und Krankenschwester oder -pfleger, als Gesundheits- und Kinderkrankenschwester oder -pfleger oder als Altenpflegerin oder -pfleger	x	
Ggf. akademische Qualifikationen	Grundsätzlich wird keine akademische Qualifikation benötigt, sollte jedoch ein fachbezogener Studienabschluss vorliegen, wird dies begrüßt und der/die Mitarbeitende in Form von Karrierepfaden gefördert		x
Gewünschte Zusatzqualifikationen	Verantwortliche Pflegefachkraft	x	
	Kinästhetik, Bobath (können auf Kosten des Arbeitgebers nachgeholt werden)		x
Berufliche Erfahrung	Der/die neue Mitarbeitende sollte praktische Berufserfahrung in dem erlernten Pflegeberuf von zwei Jahren innerhalb der letzten fünf Jahre haben, diese Berufserfahrung sollte im Umfang einer sozialversicherungspflichtigen Beschäftigung erworben worden sein	x	
Leitungserfahrung	Leitungserfahrung in einer vergleichbaren Position ist von Vorteil, jedoch nicht zwingend notwendig, jedoch sollte eine berufliche Erfahrung in leitender Position vorhanden sein, beispielsweise als Wohnbereichsleitung	x	x
Branchenerfahrung	Mehrjährige Erfahrungen in der stationären Altenhilfe werden vorausgesetzt	x	
	Erfahrungen im Bereich der ambulanten Pflege sind von Vorteil		x

☐ Tab. 3.5 Fortsetzung

Genauer Titel der Position/Stellenbezeichnung	Verantwortliche Pflegefachkraft/Pflegedienstleitung	Notwendig	Wünschenswert
Persönliche Stärken	– Organisationstalent – Ausgeglichenheit, Ausdauer, Initiative und Einsatzbereitschaft – Empathie – Bewohner- und Mitarbeitendenorientierung – Verantwortungsbereitschaft – Durchsetzungsvermögen und Konfliktfähigkeit – Sicheres Auftreten – Eigene Kritikfähigkeit und Selbstreflexion – Sprachliche Kompetenz in Wort und Schrift – Pädagogisches Geschick und Fähigkeit, ein Team zu motivieren – Bereitschaft zur ständigen und umfassenden eigenen Fortbildung		
Gehaltsvorstellungen/Entgeltgruppe	Maximal 40.000 € (Jahresarbeitnehmerbrutto)	x	
Eintrittstermin	Beginn des kommenden Quartals, spätestens jedoch zum Beginn des übernächsten Quartals	x	

werden? Falls ja, wer soll ein solches Interview führen und wie erfolgt dessen Dokumentation?

— Wer übernimmt die Einladung zum Vorstellungsgespräch? Erfolgt diese schriftlich, per Email oder telefonisch?

— Wie soll das Vorstellungsgespräch ablaufen? Soll eine kleine Hausführung vor oder nach dem eigentlichen Vorstellungsgespräch dem Bewerbenden angeboten werden?

— Wer nimmt am Vorstellungsgespräch teil?

— Wird ein zweistufiges Auswahlverfahren mit einem Erst- und einem Zweitgespräch gewünscht? Wenn ja, wer nimmt am ersten und wer am zweiten Gespräch teil?

— Sollte der Bewerbungsprozess einen längeren Zeitraum umfassen: Wer kommuniziert einen Zwischenstand an die Bewerbenden? Wie werden Zwischenstände kommuniziert – per Mail, postalisch, telefonisch?

— Wer kommuniziert die Absagen? Wie werden Absagen kommuniziert?

— Wie erfolgt der Einbezug der Mitarbeitendenvertretung/des Betriebsrates?

3.4.4 Nachwuchs für die Pflege

Unter Berücksichtigung des Nachhaltigkeitsgedankens zielt die Rekrutierungspolitik jedoch nicht nur auf die Gewinnung von neuen Mitarbeitenden allgemein, sondern ganz besonders auch auf die **Gewinnung von Nachwuchskräften für die Pflege**. Hierbei gilt es junge Menschen für die Pflege zu interessieren und zu begeistern.

▪▪ Bufdi vs. Zivi

Auch durch die Aussetzung der Wehrpflicht zum 01. Juli 2011 und damit gleichzeitig der Aussetzung des Wehrersatzdienstes kommt es jährlich zu einem Ausfall von rund 10.000 zivildienstpflichtigen Männern. (BMFSFJ 2010: 17) Der parallel eingeführte Bundesfreiwilligendienst kompensiert zwar einige der entstehenden Engpässe, jedoch können diese nicht in dem Maß ausgeglichen werden, wie die bestehenden Einrichtungen bislang durch die Unterstützung der Zivildienstleistenden entlastet wurden.

3

■■ **Neue Medien – neue Wege**

Zur generationenorientierten Rekrutierung von Mitarbeitenden steht den werbenden Unternehmen eine Vielzahl an Wegen zur Gewinnung neuer Mitarbeitender zur Verfügung. Nicht zuletzt durch den immer weiter wachsenden Markt der neuen Medien ergeben sich dabei vielfältige Möglichkeiten, besonders junge Menschen anzusprechen. Hierbei bilden facebook & Co. eine bunte Ergänzung der bereits bestehenden und genutzten Instrumente der Personalgewinnung bzw. des Personalmarketings.

3.4.5 Rekrutierungspolitik als Teil des Personalmarketings

Um qualifizierte und passende Mitarbeitende im Unternehmen zu beschäftigen, ist eine strukturierte generationenorientierte Personal- und Rekrutierungspolitik unabdingbar. (Oechsler 2000: 238) Diese umfasst dabei mehr als die reine Personalbeschaffung, (Batz 1996: 23) sondern stellt ebenfalls eine Möglichkeit der Präsentation des Unternehmens nach innen und nach außen dar.

Wie im ▶ Kapitel 8.4.3 näher beschrieben wird, bildet die Personalentwicklung einen Teilbereich des Personalmarketings. Ebenso stellt die Rekrutierung von internen und externen Mitarbeitenden und damit das interne und externe Personalmarketing eine zentrale Rolle in einem ganzheitlichen, nachhaltigen Personalmanagement-Konzept.

■■ **Ziele der Personal- und Rekrutierungspolitik**

Die generationenorientierte Personal- und Rekrutierungspolitik zielt, neben der Gewinnung von Mitarbeitenden über den allgemeinen Arbeitsmarkt, auch auf die interne Rekrutierung von Mitarbeitenden ab und flankiert in diesem Fall das Fachgebiet der Personalentwicklung. (Bausch-Weiß 2004: 337f.) Hierbei ist es das Ziel einer nachhaltigen Personal- und Rekrutierungspolitik, jüngere, leistungsstarke Mitarbei-

tende zu binden und weiterzuentwickeln sowie die Arbeitsfähigkeit bis zur Rente der älteren Mitarbeitenden zu erhalten. (Ilmarinen, Tempel 2002: 234)

Ein Trend in der Personal- und Rekrutierungspolitik ist, dass aufgrund der aktuellen gesamtwirtschaftlichen Lage die Anzahl der Mitarbeitenden in einem Leih- bzw. Zeitarbeitsverhältnis steigt. (Bundesagentur für Arbeit 2011: 8) Viele Unternehmen nutzen diese Beschäftigungsform zur Reduktion ihrer oft tarifgebundenen fixen Personalkosten sowie zur Umgehung arbeitsrechtlich bedingten Restriktionen. (Scholz 2000: 466) Aus Sicht des nachhaltigen Personalmanagements sollten solche Lösungen jedoch nur in Ausnahmefällen angestrebt werden, da hierbei strategische Aspekte, wie das Leben der Unternehmenswerte oder das Personalmarketing, gänzlich unberücksichtigt bleiben.

3.5 Säule V: Führung

» Einer von zweien, schaut immer hinterher (Ich + Ich, 2010) «

Die fünfte Säule des 5-Säulen-Konzeptes widmet sich dem Thema Führung. Das Motto »Führung ist nicht alles, aber ohne Führung ist alles nichts« gilt im Zusammenhang mit nachhaltigem Personalmanagement in besonderem Maße, da den Führungskräften eine besondere Leitungsrolle zukommt und diese damit die strategische Grundlage für die Umsetzung eines solchen Konzeptes in die Praxis bilden. Jedoch beschreibt dieser Umstand nur die zweite Hälfte des einleitenden Mottos. Die erste Hälfte »Führung ist nicht alles« verdeutlicht jedoch auch, dass alles Leitungshandeln nichts ist, wenn die entwickelten Konzepte und Strategien nicht in der Praxis angenommen und mit Leben gefüllt werden. Gerade in der Pflege ist das Thema Führung im Arbeitsalltag meist untergeordnet und verschwimmt zwischen teaminterner Duz-Kultur und fast freundschaftlichen Beziehungen zwischen den Mitarbeitenden. Dabei gilt auch für das Thema Führung in der Pflege das Zitat aus dem Lied »Einer von zweien«, dass es die Aufgabe des Führenden ist, voranzugehen, Leitlinien vorzugeben und Vorbild zu sein, während die zu Führenden sich entsprechend an die vorgegebenen Regeln zu halten haben. Die häufig kumpelhafte Führung in der Pflege stellt dabei nicht den seitens der zu Führenden gewünschten Zustand der Führung dar, sondern vielmehr die mangelnde Abgrenzung und Rollenidentifikation des/der Führenden.

Somit bildet der Aspekt der Führung einen weiteren grundlegenden Aspekte dieses Konzeptes, weshalb er auch eine eigene Säule erhält, bedarf jedoch eines hohen Praxisbezugs, sodass in dieser Säule verstärkt Wert auf die Verknüpfung zwischen Strategie und operativer Umsetzung gelegt werden sollte.

3.5.1 Führung und ihre Grundlagen

Die Führung von Mitarbeitenden ist die zentrale Aufgabe der Leitungskräfte im Unternehmen, sodass dieser Aufgabe eine elementare und gleichsam hoch komplexe Rolle des Handelns der Führungskräfte zukommt. (Jung, Bruck, Quarg 2007: 5ff)

■■ **Merkmale der Führung**
In der Wissenschaft lassen sich zum Führungsbegriff unterschiedlichste Definitionen wiederfinden. Daher sollen zunächst die Merkmale von Führung näher betrachtet werden. Jung, Bruck, Quarg beschreiben den Führungsbegriff anhand folgender **sechs Merkmale**, (2007: 182f.) welche nachfolgend näher erläutert werden sollen:

1. Zielbezug
2. Gewinnung der Zielerreichungsenergie auf Seiten der Geführten
3. Rückkoppelung
4. Asymmetrie der Einflussbeziehung

5. Unmittelbarkeit der Beziehung
6. Informationelle Kommunikation

■■ **Zielbezug**
Der Zielbezug (1) stellt die Grundlage der Mitarbeitendenführung dar. Der Führende möchte dabei das Verhalten und Handeln der zu Führenden auf den festgelegten Zielbezug ausrichten. Erst durch einen vorhandenen Zielbezug entsteht das sogenannte **Führer-Gefolgschaft-Verhältnis**, welches somit die Grundlage des Führungshandelns bildet.

In der Praxis bedeutet dies, dass auf Grundlage der strategischen Einrichtungsplanung, evtl. abgeleitet aus der Strategie des Trägers, durch die Führungskräfte die angestrebten Ziele operationalisiert werden. Das nachfolgende Beispiel verdeutlicht dieses Führungsmerkmal noch einmal praktisch.

Das Altenpflegeheim Haus Abendruh strebt an, im kommenden Geschäftsjahr die Marktführerschaft im Bereich der stationären Altenhilfe in der ländlichen Kleinstadt zu übernehmen. Dafür wurde gemeinsam mit den Leitungskräften des Trägers ein Projektplan entwickelt. Ein Element dieses Plans ist die Verbesserung der Pflegequalität.

Die Aufgabe der Einrichtungsleitung ist es nun, das zu erreichende Ziel mit ihrer Pflegedienstleitung zu besprechen sowie das operative Vorgehen zu planen. Nachfolgend werden die Pflegekräfte ebenfalls informiert und die einzuleitenden Handlungsschritte in die Praxis umgesetzt. Somit ergibt sich sowohl ein Führer-Gefolgschafts-Verhältnis zwischen Pflegekräften und ihrer Pflegedienstleitung, als auch zwischen der Pflegedienstleitung und ihrer Einrichtungsleitung, aber auch zwischen der Einrichtungsleitung und der ihr übergeordneten Leitungsebene seitens des Trägers.

Es wird somit deutlich, dass stets ein Führer-Gefolgschafts-Verhältnis entsteht, wo Hierarchiestufen entstehen.

3

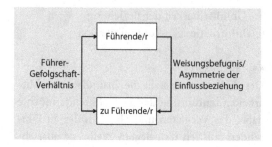

Abb. 3.8 Asymmetrie der Einflussbeziehung

▪▪ Gewinnung der Zielerreichungsenergie auf Seiten der Geführten

Hinter der recht sperrigen Formulierung »Gewinnung der Zielerreichungsenergie auf Seiten der Geführten« (2) verbirgt sich der in der Pflege eher gebräuchliche Begriff der **Compliance**. Es ist die Aufgabe des/der Führenden, bei den zu Führenden Motivation, Energie und Handeln hin auf das zu erreichende Ziel zu aktivieren. Durch die Aktivierung dieser sogenannten **Zielerreichungsenergie** werden die **Geführten zu Beteiligten**. Ziel ist es somit, die Mitarbeitenden für das zu erreichende Ziel zu begeistern und damit eine aktive Unterstützung bei der Zielerreichung zu erlangen.

Wichtig ist jedoch, dass das Maß der Zielerreichungsenergie sich in einem entsprechenden Normbereich bewegt, da im unteren Bereich der Übergang zu negativer Energie und damit zu Verweigerung und Widerstand recht fließend ist. Jedoch auch eine Beteiligung der Mitarbeitenden im oberen Bereich der Zielerreichungsenergie und damit in einem Übermaß schlägt schnell in erhöhten Enthusiasmus und Aufopferung um. Hierbei ist es die Aufgabe der Führungskraft, das entsprechende Maß im Auge zu behalten und entsprechende Maßnahmen zu dessen Steuerung zu ergreifen.

▪▪ Rückkoppelung

In den ersten beiden Merkmalen des Führungsbegriffs erscheint Führung recht einseitig und meist von oben nach unten. Führung ist jedoch durch Rückkoppelung (3) geprägt und stellt damit ein **interaktives Geschehen zwischen Führendem und Geführtem** dar. Es ist das Ziel, durch Führungshandeln das Handeln der Mitarbeitenden zu beeinflussen, jedoch prägt auch das wahrgenommene Verhalten und Handeln der Geführten die Führungsaktivität ihrerseits. Somit kommt es zu einer **wechselseitigen sozialen Einflussnahme**.

In der Praxis bedeutet dies, dass eine Stationsleitung Entscheidungen nicht rücksichtslos über den Kopf der ihr unterstellten Pflegekräfte trifft. In ihrem Entscheidungsprozess wird sie die ihr bekannten Interessen und Wünsche ihrer Mitarbeitenden stets berücksichtigen, sodass dadurch ihr Verhalten beeinflusst wird. Der Grad dieser Berücksichtigung definiert in entscheidendem Maße den Führungsstil (► Abschn. 3.5.2).

▪▪ Asymmetrie der Einflussbeziehung

Abgeleitet aus dem ersten Merkmal »Zielbezug« und des sich daraus ergebenden Führer-Gefolgschaft-Verhältnisses ist das vierte Merkmal der Asymmetrie der Einflussbeziehung (4) zu verstehen. Aus dem hierarchisch-organisatorischen Verhältnis zwischen dem Führenden und dem zu Führenden ergibt sich ein **asymmetrisches Machtverhältnis**, welches ein Mehrgewicht beim Führenden bedeutet. Ganz plakativ bedeutet dies in der Praxis, dass die Führungskraft dem ihr unterstellten Mitarbeitenden weisungsbefugt ist, umgekehrt ist dies der Mitarbeitende der Führungskraft nicht (▪ Abb. 3.8).

▪▪ Unmittelbarkeit der Beziehung

Wie bereits ▪ Abb. 3.8 zeigt, besteht zwischen Führendem und zu Führendem eine direkte Beziehung, sodass eine Unmittelbarkeit der Beziehung (5) besteht. Dies bedeutet, dass die Einflussnahme der Führungskraft auf den unterstellten Mitarbeitenden direkt und nicht über Dritte erfolgt. Der Begriff der Einflussnahme beschreibt jedoch hierbei lediglich, dass inhaltliche

Handlungsanweisungen seitens der vorgesetzten Führungskraft definiert und meist auch kommuniziert werden. Es kann jedoch teilweise der Fall sein, dass Anweisungen, welche seitens des Vorgesetzten angeordnet wurden, in der Praxis über Dritte kommuniziert werden.

In der letzten Stationsleitungskonferenz des Krankenhauses Primus beschlossen die Stationsleitungen gemeinsam mit ihrer Pflegedienstleitung Pia Prima, dass künftig – aufgrund gehäufter Dekubitus-Fälle – in der Patientenakte ein gesondertes Hautprotokoll bei der Aufnahme und der Entlassung von Patienten zu führen ist.

Nachdem in den vergangenen Wochen alle Pflegekräfte über die Neuerung informiert und im Umgang geschult wurden, werden die Protokolle nun seit zwei Wochen auf Station eingesetzt. Auch Stationsleitung Lore hat ihre Pflegekräfte auf die Wichtigkeit des neuen Formulars hingewiesen und um konsequente Einhaltung gebeten.

Gesundheits- und Krankenpfleger Carsten nahm vor seinem Urlaub noch an der Schulung zum Umgang mit dem neuen Hautprotokoll teil und hat heute den ersten Dienst nach seinem Urlaub gemeinsam mit seiner Kollegin Sarah. Als er die Patientenakte für eine Aufnahme vorbereitet, weist Sarah Carsten noch einmal darauf hin, dass er bei der neuen Patientin auch das Hautprotokoll auszufüllen hat. Carsten ist Sarah für den Hinweis dankbar, da er durch die urlaubsbedingte Pause und die gewohnte Routine bei der Zusammenstellung der Aufnahmeunterlagen vergessen hatte, das Hautprotokoll den Unterlagen beizufügen.

Das obige Beispiel zeigt, dass die inhaltliche Handlungsanweisung seitens der Stationsleitung an die Pflegekräfte kommuniziert und angeordnet wurde. In der Stationspraxis erfolgte jedoch eine Erinnerung seitens der hierarchisch gleich gestellten Kollegin Sarah an den Gesundheits- und Krankenpfleger Carsten, welche ihm nicht weisungsbefugt ist. Die Gesundheits- und Krankenpflegerin Sarah unterstützt damit die Anweisung der Stationsleitung in der Praxis durch ihren kollegialen Hinweis, ist jedoch rein formal nicht befugt, ihn zu nötigen, das Formular zu nutzen oder gar ein vergessenes Formular zu sanktionieren.

▪▪ Informationelle Kommunikation
Das letzte Merkmal von Führung ist die informationelle Kommunikation (6). Dieses Merkmal beschreibt die Art und Weise der Kommunikation zwischen Führendem und Geführtem. Der Geführte muss seitens des Führenden in ausreichendem Maße über das zu erreichende Ziel informiert werden, sodass dem Geführten bekannt und bewusst ist, welches Handeln oder Verhalten von ihm erwartet wird. Somit ist dem Geführten hierbei nicht nur inhaltlich der Informationsgehalt bekannt, sondern auch der vorhandene Grad der Fremdbestimmung durch die bestehende Machtasymmetrie.

Nach der Betrachtung der Merkmale von Führung lässt für der Begriff der Personalführung wie folgt definieren:

❯ »Einwirkung von Menschen auf andere Menschen, um sie zu einer bestimmten Tätigkeit oder einem bestimmten Verhalten zu veranlassen.« (Jung, Bruck, Quarg 2007: 182)

3.5.2 Führungsstile im nachhaltigen Personalmanagement

Ähnlich wie Führungskräfte unterschiedlich sind, ebenso unterschiedlich sind ihre Führungsstile: **Jeder führt anders.** Es lassen sich jedoch Führungsstile in verschiedene **Grundtypen** differenzieren, wobei die Unterscheidung anhand von **drei Kriterien** erfolgt:
— Beteiligung der Mitarbeitenden an Entscheidungen des Vorgesetzten (**Mitwirkungsorientierung**)

- Freiheitsgrade der Mitarbeitenden bei ihrer Arbeit (**Aufgabenorientierung**)
- Informationsverhalten des Vorgesetzten (**Mitarbeitendenorientierung**)

In der Wissenschaft werden dabei meist **sechs klassische Führungsstile** unterschieden.

▪▪ Autoritärer Führungsstil

Der autoritäre Führungsstil wird in der Literatur besonders häufig beschrieben, dabei jedoch als wenig erstrebenswert angesehen. Die autoritäre Führungskraft hat in ihrem Führungshandeln meist die Aufgaben im Fokus. Sie bezieht ihre Mitarbeitenden selten bis gar nicht in Entscheidungsprozesse mit ein, ihre Mitwirkungsorientierung ist somit nur schwach ausgeprägt. Auch der Mitarbeitende als Mensch steht für die autoritäre Führungskraft nicht im Vordergrund, sodass Rücksicht auf persönliche Wünsche, Sorgen und Bedürfnisse keinen festen Platz in ihrem Führungsverhalten hat. Im Gegensatz dazu ist die Aufgabenorientierung zentral und zeigt sich häufig in sachlicher Kühle und an manchen Stellen auch in Willkür und Egozentrik. Die althergebrachte Parole »Dienst ist Dienst und Schnaps ist Schnaps. Und im Betrieb gibt es keinen Schnaps« gilt für eine autoritäre Führungskraft in jeder Hinsicht.

▪▪ Patriarchalischer Führungsstil

Den sogenannten »patriarchalischen« Führungsstil zeichnet zum einen eine starke Aufgabenorientierung aus, sodass es auch hier der Führungskraft in hohem Maße um die Sache geht. Auf der anderen Seite nimmt sie Rücksicht auf die Belange ihrer Mitarbeitenden, achtet die Besonderheiten, Wünsche, Ängste und Bedürfnisse und beweist einen hohen Grad an Mitarbeitendenorientierung. Geht es allerdings um die Einbeziehung in betriebliche Entscheidungen, achtet die Führungskraft ihre Mitarbeitenden wenig. In diesem Fall sieht sie die Entschei-dungskompetenz ausschließlich auf der eigenen Seite, daher ist die Mitwirkungsorientierung schwach ausgeprägt. Häufig trifft man auf diesen Führungsstil in Familienunternehmen. Das Interesse an den betrieblichen Belangen ist groß – man ist ja Eigentümer. Aber auch das Wohl aller Mitarbeitenden ist in diesen Fällen oft ein ernsthaftes Anliegen. Man kennt die privaten Lebensumstände eines jeden und fühlt sich für seine »Schäfchen« verantwortlich.

▪▪ Kumpelhafter Führungsstil

Der »kumpelhafte« Führungsstil zeigt sich in einer hohen Ausprägung der Mitarbeitendenorientierung. Die Führungskraft tritt interessiert und mit freundschaftlich wohlwollender Haltung ihren Mitarbeitenden gegenüber und man pflegt durchaus auch privaten Umgang miteinander. Leider sind private Inhalt auch fast die einzigen Themen in den Gesprächen zwischen Führungskräften und Mitarbeitenden. Die zu leistenden Aufgaben und anstehenden Entscheidungen werden kaum näher thematisiert, was sich auch in den geringen Ausprägungen der Aufgaben- und Mitwirkungsorientierung zeigt. Die Führungskraft wird zum Kumpel der Mitarbeitenden. Besonders in flachen Hierarchien, wie Pflegeteams, findet sich häufig dieser Führungsstil wider.

▪▪ Laisser-faire-Führungsstil

Der Laisser-faire-Führungsstil zeigt sich in einer geringen Ausprägungen der Mitarbeitendenorientierung, der Aufgabenorientierung und der Mitwirkungsorientierung. Die Führungskraft übernimmt keine Verantwortung – weder für die Menschen noch für die Aufgaben noch für gemeinsame Entscheidungen. Sie lässt alles geschehen. Als Führung im eigentlichen Sinn kann dieser Führungsstil nicht verstanden werden, da die eigentlichen Führungsaufgaben seitens der Führungskraft nicht wahrgenommen werden.

⬛ Tab. 3.6 Führungsstile im Überblick			
	Mitwirkungsorientierung	Aufgabenorientierung	Mitarbeitendenorientierung
Autoritäre Führung	gering	hoch	gering
Patriarchalische Führung	gering	hoch	hoch
»Kumpelhafte« Führung	gering	gering	hoch
Laisser-faire-Führung	gering	gering	gering
Delegative Führung	hoch	mittel	mittel
Kooperative Führung	hoch	hoch	hoch

▪▪ Delegativer Führungsstil

Beim delegativen Führungsstil kommt den Mitarbeitenden nicht nur Mitsprache zu, sondern ihnen wird der ganze Aufgabenbereiche mit den dazugehörigen Rechten (Kompetenzen) und Verantwortungen übertragen. Die Mitwirkungsorientierung der Führungskraft ist also stark ausgeprägt. Die Aufgabenorientierung dagegen liegt nur im mittleren Bereich. Im Einzelnen ist es nicht notwendig, dass die Führungskraft detaillierte Ziele mit den Mitarbeitenden festlegt und Wege der Aufgabenbearbeitung plant. Beim delegativen Führungsstil werden grundlegende und weitgesteckte Ziele erarbeitet. Innerhalb dieses Rahmens führen die Mitarbeitenden sich selbst und werden unternehmerisch aktiv. Das zeigt sich auch in der mittleren Ausprägung der Mitarbeiterorientierung: Die Führungskraft muss sich zwar mit den Mitarbeitenden beschäftigen, ihre Stärken und Entwicklungsfelder sehen, ihre Bedürfnisse und Interessen richtig erkennen, um ihnen im Rahmen ihrer Führungsverantwortung die passenden Aufgaben zu delegieren. Aber erweisen sich die Mitarbeitenden in dieser Aufgabe als erfolgreich, so muss sich die Führungskraft weniger im Detail mit den Mitarbeitenden befassen.

▪▪ Kooperativer Führungsstil

Anders gestaltet sich der »kooperative« Führungsstil, da hierbei Mitarbeiterorientierung, Aufgabenorientierung und Mitwirkungsorientierung jeweils stark ausgeprägt sind. Die Führungskraft geht auf die einzelnen in ihrer Individualität zu, schätzt und respektiert sie als Menschen. Die hohe Aufgabenorientierung zeigt sich in der Praxis. Die Führungskraft erarbeitet mit den Mitarbeitenden Ziele, legt mit ihnen die Arbeitsdurchführung fest und strukturiert auf diese Weise die Aufgaben. Sie geht dabei aber nicht autoritär vor, sondern lässt die Mitarbeitenden sich in hohem Maße bei der Gestaltung ihrer Arbeit einbringen. Entsprechend zeigt die Mitwirkungsorientierung eine hohe Ausprägung. Dabei gilt: nicht Zielvorgabe, sondern Zielvereinbarung, keine allein erarbeiteten Durchführungswege, sondern ein kooperatives Planen des zu beschreitenden Weges!

Die nachfolgende Tabelle (⬛ Tab. 3.6) gibt einen Überblick über die beschriebenen Führungsstile:

▪▪ Die Qual der Wahl

Im nachhaltigen Personalmanagement ist ein kooperativer Führungsstil in vielen Zusammenhängen hilfreich, da auf der einen Seite die Mitarbeitenden mit ihren individuellen Bedürfnissen oder auch Einschränkungen gesehen werden, auf der anderen Seite aber auch eine Aufgabenorientierung hin zur Zielerreichung anzustreben ist. Besonders jedoch der Aspekt der Mitwirkungsorientierung ist im Bereich der Pflege von besonderer Bedeutung, da durch die gemeinschaftliche Arbeit im Team am und mit Menschen das kollegiale Miteinander auch durch eine erhöhte Einflussnahme des Pflegeteams bei Entscheidungsprozessen hilfreich ist. In manchen Fällen kippt diese Einflussnahme jedoch in den »kumpelhaften« Führungsstil, was häufig dem internen Aufstieg von der Pflegekraft zur Stationsleitung geschuldet ist.

▪▪ Altersdivergente Führung?!?
Im Zusammenhang mit unterschiedlichen Altersgruppen und Führungsarbeit lassen sich keine deutlichen Unterschiede erkennen. Gerade jüngere Führungskräfte sind im Kontinuum von einer lockeren, kumpelhaften Führung – bedingt durch ihre geringe Führungserfahrung – bis hin zur autoritären Führung zu finden, um ihr Alter gegenüber älteren, zu führenden Mitarbeitenden auszugleichen. Auch ältere Führungskräfte lassen sich nicht pauschal auf einen Führungsstil festlegen, da auch hier verschiedene Führungstypen zu finden sind.

Unabhängig von der Art und Weise der Einflussnahme und dem jeweils gelebten Führungsstil, ist der **wertschätzende Umgang** mit den Mitarbeitenden die zentrale Voraussetzung erfolgreicher Führung. (Bundesministerium für Bildung und Forschung 2010: 65) Diese Wertschätzung zeigt sich beispielsweise in der positiven Gestaltung der Unternehmenskultur. (Bille 2009: 50)

3.5.3   Rolle der Führung im nachhaltigen Personalmanagement

Das Thema Führung im nachhaltigen Personalmanagement beinhaltet auch den Aspekt des Diversity Managements. Aufgrund der Personalmanagementziele »Gewinnung von jüngeren Mitarbeitenden« und »Bindung von älteren Mitarbeitenden« ist es z. B. die Aufgabe der Führungskräfte, das Verhältnis zwischen jüngeren und älteren Mitarbeitenden in Zukunft neu zu gestalten. (Stuber 2004: 46) Ein Element dieser

Führungsarbeit ist die Erreichung einer altersheterogenen Teamzusammensetzung, was einen Teilaspekt des Diversity Managements darstellt. (Raabe, Kerschreiter, Frey 2003: 145)

Ein aktuelles Thema in der Personalführung ist die Einleitung eines Einstellungs- und Bewusstseinswandels gegenüber älteren Mitarbeitenden. (Sporket 2011: 26off.) Der Anstoß eines Sensibilisierungsprozesses sowie die Gestaltung der entsprechenden Rahmenbedingungen ist dabei die Aufgabe der Führungsebene, welche als Vorbild für ihre Mitarbeitenden agiert. (Mahlmann 2004: 231)

Literatur

Altgeld, T.; Kolip, P. (2009) Konzepte und Strategien der Gesundheitsförderung. In: Hurrelmann, K.; Klotz, T.; Haisch, J. (Hrsg.) Lehrbuch – Prävention und Gesundheitsförderung. 41-50. Bern: Hans Huber

Back2back Records/Columbia d (Sony Music) (2012): Himmel auf. Track 3: Himmel auf

Batz, M. (1996) Erfolgreiches Personalmarketing. Personalverantwortung aus marktorientierter Sicht. Heidelberg: Sauer

Bausch-Weiß, G. (2004) Best-Practise-Personalbindungsstrategien in Non-Profit-Organisationen. In: Bröckermann, R.; Pepels, W. (Hrsg.) Personalbindung. Wettbewerbsvorteile durch strategisches Human Resource Management. 323-341. Berlin: Erich Schmidt

Bertelsmann Stiftung; Bundesvereinigung der Deutschen Arbeitgeberverbände (Hrsg.) (2008) Demographiebewusstes Personalmanagement. Strategien und Beispiele für die betriebliche Praxis. Gütersloh: Bertelsmann Stiftung

Bille, L. M. (2009) Age Management-Konzepte für das Personalmanagement. Erfahrungen und Konsequenzen. Hamburg: Diplomica

BMFSFJ (Hrsg.) (2010) Bericht des Bundesbeauftragten für den Zivildienst zum Prüfauftrag aus der Kabinettsklausur vom 7. Juni 2010. URL: http://www.bmfsfj.de/RedaktionBMFSFJ/Arbeits-stab-Zivildienst/Pdf-Anlagen/bericht-zivildienst-pruefantrag,property=pdf,bereich=bmfsfj,spra-che=de,rwb=true.pdf

Bundesagentur für Arbeit (Hrsg.) (2011) Der Arbeitsmarkt in Deutschland. Zeitarbeit in Deutschland – Aktuelle Entwicklungen. Berlin: ohne Verlag

Bundesministerium für Bildung und Forschung (BMBF) - Referat »Innovative Arbeitsgestaltung und Dienstleistungen« (Hrsg.) (2010) Demografischer Wandel – (k)ein Problem! Werkzeuge für Praktiker – von Betrieben für Betriebe. URL: http://www.bmbf.de/pub/demografischer_wandel_kein_problem_br.pdf

Columbia (2012) Wenn Worte meine Sprache wären. Track 8: Nur noch kurz die Welt retten

Deller, J.; Kern, S.; Hausmann, E.; Diederichs, Y. (2008) Personalmanagement im demografischen Wandel. Ein Handbuch für den Veränderungsprozess. Heidelberg: Springer Medizin

Dietl, S. F. (2003) Ausbildungsmarketing und Bewerberauswahl. Wie Sie die richtigen Nachwuchskräfte finden. Köln: Deutscher Wirtschaftsdienst

Friedrich, A. (2010) Personalarbeit in Organisationen Sozialer Arbeit. Theorie und Praxis der Professionalisierung. Wiesbaden: Verlag für Sozialwissenschaften

Galatsch, M.; Iskenius, M.; Hasselhorn, H. M. (2011) Längsschnittanalyse der allgemeinen Gesundheit von deutschen Pflegenden unterschiedlicher Altersgruppen im Krankenhaus und der stationären Altenpflege. http://www.next.uni-wuppertal.de/download.php?f=fa48b05d3cf9ad23b2dd3c268b6b43bb&target=0

Ilmarinen, J.; Tempel, J. (2002) Arbeitsfähigkeit 2010 – Was können wir tun, dass Sie gesund bleiben? Hamburg: VSA-Verlag

Jung, R. H.; Bruck, J.; Quarg, S. (2007) Allgemeine Managementlehre. Lehrbuch für angewandte Unternehmens- und Personalführung. Berlin: Erich Schmidt

Kursawe, C. (2007) Potenzial MitarbeiterInnen. Personalentwicklung für soziale Organisationen - eine qualitative Studie zu vorhandenen Konzepten und Trend. Bad Heilbrunn: Klinkhardt

Küsgens, I.; Rossiyskaya, N.; Vetter, C. (2003) Krankheitsbedingte Fehlzeiten in Altenpflegeberufen. In: Badura, B.; Schellschmidt, H.; Vetter, C. (Hrsg.) Fehlzeiten-Report 2002. Zahlen, Daten, Analysen aus allen Branchen der Wirtschaft – Demographischer Wandel. Herausforderung für die betriebliche Personal- und Gesundheitspolitik. 277-475. Berlin / Heidelberg: Springer

Loffing, C.; Geise, S. (2005) Personalentwicklung in der Pflege. Bern: Hans Huber

Mahlmann, R. (2009) »Führungskräfte als Vorbild? Nein, danke! Ja, bitte!«. In: Arnold, U.; Maelicke, B. (Hrsg.) (2009) Lehrbuch der Sozialwirtschaft. 228-235. Baden-Baden: Nomos

Meifert, M. T.; Kesting, M. (2004) Gesundheitsmanagement – Ein unternehmerisches Thema? In: Meifert, M. T.; Kesting, M. (Hrsg.) Gesundheitsmanagement im Unternehmen. Konzepte, Praxis, Perspektiven. 3-13. Berlin / Heidelberg: Springer

Metronome (Universal) (1992): Das Beste von Rainhard Fendrich. Track 4: Es lebe der Sport

Morschhäuser, M. (1999) Grundzüge altersgerechter Arbeitsgestaltung. In: Gussone, M.; Huber, A.; Morschhäuser, M.; Petrenz, J. (Hrsg.) Ältere Arbeitnehmer – Altern und Erwerbsarbeit in rechtlicher, arbeits- und sozialwissenschaftlicher Sicht. 101-185. Frankfurt am Main: Bund

Oechsler, W. A. (2000) Personal und Arbeit. Grundlagen des Human Resource Management und der Arbeitgeber-Arbeitnehmer-Beziehungen. München: Oldenbourg

Polydor (Universal) (2010) Gute Reise. Track 2: Einer von Zweien

Raabe, B.; Kerschreiter, R.; Frey, D. (2003) Führung älterer Mitarbeiter. In: Badura, B.; Schellschmidt, H.; Vetter, C. (Hrsg.) (2003) Fehlzeiten-Report 2002. Zahlen, Daten, Analysen aus allen Branchen der Wirtschaft – Demographischer Wandel. Herausforderung für die betriebliche Personal- und Gesundheitspolitik. 137-152. Berlin: Springer

Rothe, C. (2009) Arbeitsschutz von A-Z. München: Haufe

Scholz, C. (2000) Personalmanagement. Informationsorientierte und verhaltenstheoretische Grundlagen. München: Vahlen

Schuler, H. (2000) Psychologische Personalauswahl. Einführung in die Berufseignungsdiagnostik. Göttingen: Verlag für Angewandte Psychologie

Seven Days Music (Sony Music) (2011): Der Letzte deiner Art. Track 8: Wir werden mehr sein

Siemann, C. (2010) Strategie statt Yoga-Kurs. In: Personalwirtschaft, August 2010: 36-37

Sporket, M. (2011) Organisationen im demografischen Wandel. Altersmanagement in der betrieblichen Praxis. Wiesbaden: Verlag für Sozialwissenschaften

Statistisches Bundesamt (Hrsg.) (2010) Demografischer Wandel in Deutschland – Auswirkungen auf Krankenhausbehandlungen und Pflegebedürftige im Bund und in den Ländern. URL: http://www.statistik-portal.de/statistik-portal/demografischer_wandel_heft2.pdf

Stuber, M. (2004) Diversity. Das Potenzial von Vielfalt nutzen – den Erfolg durch Offenheit steigern. München: Wolters Kluwer

Ulich, E.; Wülser, M. (2004) Gesundheitsmanagement in Unternehmen. Arbeitspsychologische Perspektiven. Wiesbaden: Gabler

Zaugg, R. J. (2008) Nachhaltige Personalentwicklung. Von der Schulung zum Kompetenzmanagement. In: Thom, N.; Zaugg, R. J. (Hrsg.) Moderne Personalentwicklung. Mitarbeiterpotenziale erkennen, entwickeln und fördern. 19-39. Wiesbaden: Gabler

Zahlen,D aten, Fakten– d ie Welt der Kennzahlenanalyse

» Niemand kann mich irritieren. Für mich zählen nur die Fakten. Niemand kann mich irreführen, denn ich trau nur dem Exakten. (Tanz der Vampire, 1992) «

Nachdem im vorangegangenen Kapitel die fünf Säulen eines nachhaltigen Personalmanagement-Konzeptes vorgestellt wurden, erfolgt nun in den folgenden Kapiteln die Vorstellung einer mehrdimensionalen Ist-Analyse.

Um neben den nachfolgenden empirischen Instrumenten der Ist- Analyse in Form einer Mitarbeitendenbefragung (▶ Kap. 5) und einer Führungskräftebefragung (▶ Kap. 6) auch eine wirtschaftliche Analyse der Ist-Situation in Bezug auf die Säulen des nachhaltigen Personalmanagements durchzuführen, empfiehlt sich die Durchführung einer Kennzahlenanalyse, welche in diesem Kapitel näher vorgestellt wird. Im Gegensatz zu den im weiteren Verlauf vorgestellten Instrumenten der Ist-Analyse, bietet eine Kennzahlenanalyse die Möglichkeit der Erhebung von objektiven Zahlen und Fakten. Wie dies auch Prof. Abronsius im Musical Tanz der Vampire besingt, liefert die Kennzahlenanalyse eine (meist) exakte, zahlenmäßige Abbildung der wirtschaftlichen Zusammenhänge.

4.1 Kennzahlen – Sinn oder Unsinn?

Kennzahlen begegnen uns in unserem Alltag beinahe täglich: die Einschaltquote bei der großen Spielshow am vergangenen Samstagabend im Fernsehen, die Trefferquote des Top-Torjägers der Bundesliga, die geringe Trefferquote beim Lotto-Spiel … All dies sind Beispiele, wo uns mit Hilfe von Kennzahlen vorhandene Sachverhalte in Zahlenform verdichtet präsentiert werden.

■■ **Definition des Kennzahlenbegriffs**
Kennzahlen können ganz allgemein wie folgt definiert werden:

❯ **Kennzahlen sind Maßgrößen (in Form einer absoluten oder relativen Zahl), um komplexe Zusammenhänge zu verdichten.**

In betriebswirtschaftlichen Zusammenhängen dienen Kennzahlen meist dazu, komplexe Sachverhalte zu verdichten und damit eine inhaltliche Essenz zu schaffen. Voraussetzung für eine solche inhaltliche Verdichtung ist jedoch, dass der entsprechende Sachverhalt sich überhaupt zahlenmäßig erfassen lässt und damit quantifizierbar ist. (Graumann 2008: 203)

■■ **Chancen und Risiken von Kennzahlen**
Die Nutzung von Kennzahlen zur personalwirtschaftlichen Analyse unterstreicht die strategische Ausrichtung des Gesamtkonzeptes, da Kennzahlen eine zentrale Rolle in der Unternehmenssteuerung einnehmen. (Eisenreich, Halfar, Moos 2005: 20) Für die Unternehmensleitung erleichtern Kennzahlen, den Überblick über die wirtschaftlichen Zusammenhänge des Unternehmens zu bewahren, um sich nicht in Detailbetrachtungen zu verlieren. Es besteht jedoch die Gefahr, dass aufgrund der Verdichtung wesentliche Teilaspekte vernachlässigt werden und damit aus dem Blickwinkel der Unternehmensleitung geraten.

■■ **Kennzahlen im Risikomanagement**
Hilfreich sind Kennzahlen jedoch nicht nur im Bereich der Unternehmenssteuerung im Allgemeinen sowie im Controlling, sondern auch im Bereich des Risikomanagements. Durch die Festlegung von Richt- und Schwellenwerten, lässt sich ein auf Kennzahlen basiertes Frühwarnsystem implementieren. Beispielsweise kann für die kontinuierlich erhobene Belegungsquote der Einrichtung ein Schwellenwert von beispielsweise 97 Prozent festgelegt werden, welcher nicht unterschritten werden darf. Um jedoch frühzeitig zu intervenieren, kann beispielsweise eine Meldung an die Einrichtungsleitung bereits ab Unterschreitung einer Belegungsquote von 98

Prozent erfolgen, um zeitnah Gegensteuerungsmaßnahmen einzuleiten.

Eine betriebswirtschaftliche Steuerung eines Krankenhauses oder einer stationären bzw. ambulanten Pflegeeinrichtung mittels Kennzahlen ist inzwischen nicht mehr wegzudenken. Dennoch sollten Kennzahlen nicht pauschal als wirtschaftliches Wunderwerk angesehen werden, mittels derer jegliche Sachverhalte abgebildet werden können. Somit bedarf es auch in Bezug auf eine personalwirtschaftliche Kennzahlenanalyse begleitender und flankierender weiterer Steuerungsinstrumente.

4.2 Allgemeine Kennzahlenanalyse in der Pflege

Die Durchführung einer Kennzahlenanalyse stellt die betriebswirtschaftliche Perspektive der Ist-Analyse dar, da Kennzahlen zentrale Analyseinstrumente in der betriebswirtschaftlichen Unternehmenssteuerung sind. (Eisenreich, Halfar, Moos 2005: 20) Sie bieten die Möglichkeit eines schnellen Überblicks über die Ist-Situation (»ex post«-Analyse) einer Einrichtung bzw. eines Trägers mit verschiedenen Einrichtungen, da sie komplexe Sachverhalte einfach und übersichtlich abbilden.

Neben der rückblickenden Betrachtung bilden jedoch Kennzahlen auch die Grundlage für Prognosen über die künftige Entwicklung (»ex ante«-Analyse). (Scheld 2009: 1) Ebenfalls sind Kennzahlen objektiver zu bewerten als die in den folgenden Kapiteln verwendeten empirischen Instrumente der schriftlichen Befragung mittels Fragebogen oder Leitfadeninterviews, da diese Instrumente deutlich subjektiver gefärbt sind.

Bei der Durchführung einer Kennzahlenanalyse empfiehlt sich eine Kombination aus **relativen und absoluten Kennzahlen** (Scheld 2009: 5ff.), da nur eine Mischung aus diesen beiden Kennzahlentypen »ein hohes Maß an Transparenz der Organisation sowie ihrer Prozesse« sichert. (Eisenreich, Halfar, Moos 2005: 22)

▪▪ Basisangaben zur Einrichtungsanalyse in Bezug auf Personal
Um einen Überblick über die eigene Einrichtung zu erhalten, lassen sich die Werte der nachfolgenden Tabelle erheben, welche eine gute Grundlage bilden, um im weiteren Verlauf entsprechende Kennzahlen zu berechnen. (◘ Tab. 4.1)

▪▪ Grundlegende Kennzahlen
Die nachfolgende Auflistung möglicher Kennzahlen für Pflegeeinrichtungen bilden die in der Praxis am häufigsten verwendeten Kennzahlen ab, erheben jedoch keinen Anspruch auf Vollständigkeit.

- Auslastungsquote der Einrichtung
- Durchschnittsalter der Mitarbeitenden
- Anteil des Pflegepersonals am Gesamtpersonal
- Fortbildungstage je Mitarbeitendem
- Weiterbildungstage je Mitarbeitendem
- Personalaufwand des Pflegedienstes
- Erlös je Mitarbeitendem
- Personalkosten je Pflegetag
- Erlös je Kunde
- Deckungsbeitrag je Pflegetag
- Kunde je Mitarbeitendem
- Führungsumfang
- Belastungsziffer des Pflegedienstes
- Fluktuationsquote
- Personen je Kunde
- Krankheitsbedingte Fehlzeitenquote
- Überstundenquote
- Teilzeitquote
- Frauenanteil
- Stundenlohn einer Pflegekraft (brutto)

▪▪ Bewohnerstatistik
Weiterhin empfiehlt es sich, speziell für die Altenhilfe eine Bewohnerstatistik zu erheben und mit dem aktuellen Bundesdurchschnitt zu vergleichen. Dies kann exemplarisch für das Haus Abendruh wie folgt aussehen (◘ Tab. 4.2).

Für das Haus Abendruh zeigt es sich, dass deutlich weniger Bewohner mit Pflegestufe 0 und 2 und mehr Bewohner mit Pflegestufe 1 und

◘ Tab. 4.1 Kennzahlen zum aktuellen Personalstamm

1	**Einrichtungsgröße** »Wie viele Plätze hat Ihre Einrichtung?«
2	**Auslastung** »Wie hoch war die durchschnittliche Auslastung Ihrer Einrichtung in diesem Jahr?« (Angabe in %)
3	**Beschäftigte im Pflegedienst** »Wie viele Beschäftigte sind in Ihrer Einrichtung im Pflegedienst tätig?« (Anzahl der Personen)
4	**Vollkräfte im Pflegedienst** »Wie viele Vollkräfte sind in Ihrer Einrichtung im Pflegedienst tätig?« (Anzahl der Stellen)
5	**Anteil weibliche Beschäftigte im Pflegedienst** »Wie viele weibliche Beschäftigte sind bei Ihnen im Pflegedienst tätig?« (Angabe in Prozent)
6	**Beschäftigte Pflegefachkräfte** »Wie viele Pflegefachkräfte sind in Ihrer Einrichtung im Pflegedienst tätig?« (Pflegefachkraft = Person, die eine mind. 2-jährige Ausbildung zur/m AltenpflegerIn, Gesundheits-/Kranken-pflegerIn oder KinderkrankenpflegerIn abgeschlossen hat)
7	**Beschäftigte Pflegehilfskräfte** »Wie viele Pflegehilfskräfte sind in Ihrer Einrichtung im Pflegedienst tätig?« (Pflegehilfskraft = Person, die in der Pflege arbeitet, jedoch über keinen Abschluss einer fachspezifischen Ausbildung verfügt)
8	**Gesamterlös** »Wie hoch ist der Gesamterlös Ihrer Einrichtung durchschnittlich pro Monat?«
9	**Befristete Arbeitsverhältnisse** »Wie viele Ihrer derzeitigen Arbeitsverhältnisse im Pflegedienst sind befristet?«
10	**Freistellungen** »Wie viele Pflegekräfte sind aufgrund einer Elternzeit, Pflegezeit oder aus anderen Gründen von Ihrer Arbeit derzeit freigestellt?« (Pflegefach- und Pflegehilfskräfte zusammen)
11	**Durchschnittsalter** »Wie hoch ist derzeit das Durchschnittsalter Ihrer Pflegekräfte in Jahren?« (Pflegefach- und Pflegehilfskräfte zusammen)
12	**Beschäftigungsform Vollzeit (gesamt)** »Wie viele Ihrer Pflegekräfte (Personen) arbeiten derzeit in Vollzeit?« (Pflegefach- und Pflegehilfskräfte zusammen)
13	**Beschäftigungsform Vollzeit (Pflegefachkraft)** »Wie viele Ihrer Pflegefachkräfte arbeiten Vollzeit?«
14	**Beschäftigungsform Vollzeit (Pflegehilfskraft)** »Wie viele Ihrer Pflegehilfskräfte arbeiten Vollzeit?«
15	**Beschäftigungsform Teilzeit über 50% (gesamt)** »Wie viele Ihrer Pflegekräfte arbeiten derzeit in Teilzeit?« (Pflegefach- und Pflegehilfskräfte zusammen)
16	**Beschäftigungsform Teilzeit über 50% (Pflegefachkräfte)** »Wie viele Ihrer Pflegefachkräfte arbeiten derzeit in Teilzeit?«

◼ Tab. 4.1 Fortsetzung

17	**Beschäftigungsform Teilzeit über 50 % (Pflegehilfskräfte)** »Wie viele Ihrer Pflegehilfskräfte arbeiten derzeit in Teilzeit?«
18	**Zeit-/Leiharbeiter** »Wie viele Zeit- bzw. Leiharbeitskräfte arbeiten derzeit im Pflegedienst?« (Pflegefach- und Pflegehilfskräfte zusammen)
19	**Arbeitsstunden** »Wie viele Stunden arbeiten Ihre Mitarbeitenden in der Pflege insgesamt gemäß ihrer Verträge pro Woche?« (Pflegefach- und Pflegehilfskräfte zusammen)
20	**Personalkosten** »Wie hoch sind Ihre monatlichen Personalkosten?« (Pflegefach- und Pflegehilfskräfte zusammen)
21	**Führungsumfang** »Für wie viele Pflegekräfte ist eine Leitungskraft in den Wohnbereichen Ihrer Einrichtung verantwortlich?« (Pflegefach- und Pflegehilfskräfte zusammen)

◼ Tab. 4.2 Bewohnerstatistik nach Pflegestufen

Pflegestufe	Bewohneranzahl (Haus Abendruh)	Relativer Anteil (Haus Abendruh)	Relativer Anteil (Bundesdurchschnitt)
Pflegestufe 0	2	2,7 %	4,0 %
Pflegestufe I	26	35,6 %	34,0 %
Pflegestufe II	26	35,6 %	40,0 %
Pflegestufe III	19	26,0 %	22,0 %

3 vorhanden sind. Besonders die Abweichung der Bewohner der Pflegestufe 3 lässt den Anteil des **Personaleinsatzes des Pflegedienstes** ansteigen. Berechnet wird dieser wie folgt:

❯ **Anteil Personaleinsatz des Pflegedienstes = (Gewichtete Pflegetage nach Pflegestufen)/Pflegetage**

Für das Haus Abendruh liegt der Wert des Anteils der gewichteten Pflegetage an der Summe der Pflegetage mit einem Wert von 1,6 ebenfalls über dem Bundesdurchschnitt von 1,5 (Barmer GEK 2010: 56), was auf eine höhere Belastung der Mitarbeitenden und eine Verdichtung der Arbeit schließen lässt. Eine mögliche Folge von hohen Belastungen der Mitarbeitenden ist eine hohe Fluktuationsquote, welche im Folgenden zu prüfen wäre.

4.3 Altersstrukturanalyse als klassisches Instrument im nachhaltigen Personalmanagement

Zentrales Element der Kennzahlenanalyse im nachhaltigen Personalmanagement ist die Altersstrukturanalyse. Die Altersstrukturanalyse bietet die Möglichkeit, die durchschnittliche Alterszusammensetzung der Pflegekräfte zu erfassen und sagt daher deutlich mehr aus als die reine Angabe des Durchschnittsalters.

Ganz klassisch wird bei der Durchführung der Altersstrukturanalyse die Anzahl der Mitarbeitenden nach Altersgruppen erfasst, wobei sich folgende Gruppen etabliert haben:

— Unter 20 Jahre
— 20 bis 29 Jahre
— 30 bis 39 Jahre

4

▣ Tab. 4.3 Exemplarische Altersstrukturanalyse in Tabellenform

Altersgruppe	Absolute Werte	Relative Werte
Unter 20 Jahren	10	2,8 %
20 bis 29 Jahre	55	15,5 %
30 bis 39 Jahre	57	16,0 %
40 bis 49 Jahre	111	31,3 %
50 bis 59 Jahre	112	31,5 %
60 Jahre und älter	10	2,9 %

- 40 bis 49 Jahre
- 50 bis 59 Jahre sowie
- 60 Jahr und älter

Die Erfassung dieser Werte kann beispielsweise Excel-gestützt erfolgen, um sich mittels eines Diagramms im Weiteren auch grafisch einen Eindruck über die Altersstruktur der Mitarbeitenden zu machen.

Die Ergebnisse einer beispielhaften Altersstrukturanalyse bildet die nachfolgende Tabelle ab (▣ Tab. 4.3).

Bei der Erfassung der Werte für die Altersstrukturanalyse werden dabei die Anzahl der Mitarbeitenden (Personen) erhoben. Selbstverständlich besteht auch die Möglichkeit, eine Berücksichtigung des jeweiligen Stellenanteils der Mitarbeitenden in die Erhebung aufzunehmen, sodass damit eine detailliertere Erfassung auf Basis der Vollzeitäquivalente erfolgt. Für eine erste Analyse reicht jedoch die Durchführung einer Altersstrukturanalyse auf Basis der Anzahl der Mitarbeitenden vollkommen aus. In der Praxis zeigt es sich zudem, dass vielen Leitungskräften nicht einmal das Durchschnittsalter der ihr unterstellten Mitarbeitenden bekannt ist. Somit stellt die Durchführung einer Altersstrukturanalyse bereits einen deutlichen Fortschritt dar.

Die oben tabellarisch erhobenen, relativen Werte werden nun grafisch in Form eines Säulendiagramms aufbereitet (▣ Abb. 4.1).

Es wird deutlich, dass der größte Teil der Mitarbeitenden des Krankenhauses Sekundus die Mitarbeitenden im Alter von 40 bis 49 Jahren (31,5 Prozent) sowie die Mitarbeitenden von 50 bis 59 Jahren (31,4 Prozent) sind. Die Gruppe der Mitarbeitenden unter 20 Jahren sowie die Gruppe der Mitarbeitenden mit 60 Jahren und älter bilden die kleinsten Gruppen mit jeweils 2,8 Prozent.

Verdeutlichen lassen sich diese Ergebnisse noch, indem man dem allgemeinen Altersstrukturdiagramm eine Trendkurve hinzufügt. Für die Altersstrukturanalyse des Krankenhauses Sekundus ergibt sich dabei folgendes Ergebnis (▣ Abb. 4.2).

▪▪ Grundtypen der Altersstruktur

Mittels dieser ergänzten Trendlinie lassen sich vier Grundtypen der Altersstruktur im Team bzw. Einrichtungen erfassen:
- Alterszentrierte Altersstruktur
- Ausbalancierte Altersstruktur
- Jugendzentrierte Altersstruktur
- Komprimierte Altersstruktur

▪▪ Alterszentrierte Altersstruktur

Das Krankenhaus Sekundus verfügt über eine alterszentrierte Altersstruktur. Dies zeigt sich durch einen geringen Anteil junger Mitarbeitender und damit einer flachen Kurve im Bereich der Mitarbeitenden bis 20 bzw. 29 Jahre. Im Folgenden steigt die Kurve leicht an bis zur Gruppe

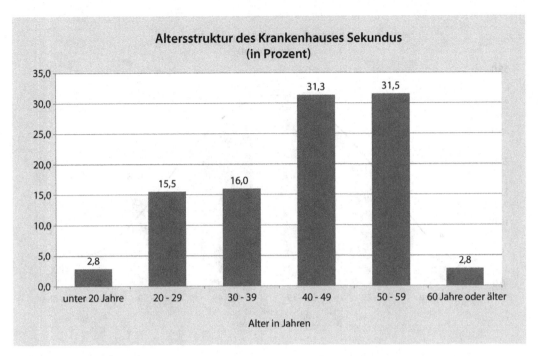

◻ Abb. 4.1   Altersstrukturanalyse des Krankenhauses Sekundus

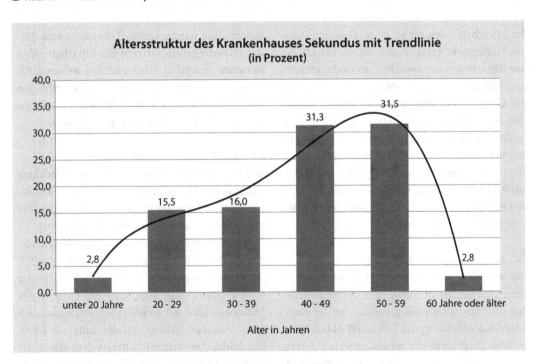

◻ Abb. 4.2   Altersstrukturanalyse des Krankenhauses Sekundus mit Trendlinie

4

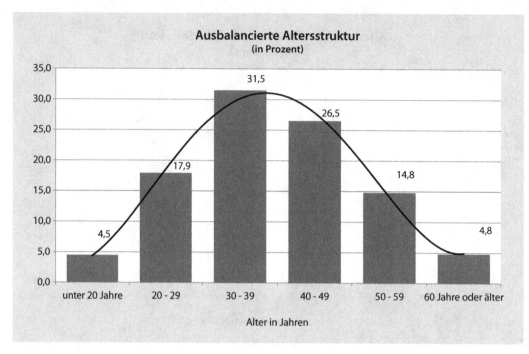

○ **Abb. 4.3**   Ausbalancierte Altersstruktur

der Mitarbeitenden bis 39 Jahre. Den deutlichsten Höhepunkt erreicht die Kurve jedoch bei den Mitarbeitenden zwischen 40 und 59 Jahren und fällt danach wieder steil ab. Der Abfall bei der Gruppe der Mitarbeitenden mit 60 Jahren und älter muss bei der alterszentrierten Altersstruktur jedoch nicht sein, da auch diese Gruppe deutlich ausgeprägt sein kann. Schreibt man die Werte des Krankenhauses Sekundus in die Zukunft fort, so wird die Gruppe der Mitarbeitenden mit 60 Jahren und älter in den kommenden 5–10 Jahren deutlich wachsen.

■ ■ **Ausbalancierte Altersstruktur**
Die ausbalancierte Altersstruktur zeigt sich in einer gleichmäßigen Kurve über die verschiedenen Altersgruppen hinweg, wie dies bei der nachfolgenden Abbildung der Fall ist (○ Abb. 4.3).
Das Diagramm der ausbalancierten Altersstruktur zeigt, dass die Trendkurve gleichmäßig bis zur Gruppe der Mitarbeitenden mit 40 bis 49 Jahren ansteigt und im Anschluss ebenso

gleichmäßig wieder abfällt. Dies ergibt sich daraus, dass die größte Gruppe der Mitarbeitenden zwischen 30 und 49 Jahren ist. Die weiteren Altersgruppen fallen im Vergleich zu diesen beiden Gruppen zwar ab, jedoch nicht deutlich, so dass kein drastischer Abfall der Kurve entsteht.

■ ■ **Jugendzentrierte Altersstruktur**
Im Gegensatz zur ausbalancierten Altersstruktur ergibt sich bei der jugendzentrierten Altersstruktur ein weniger ausgeglichenes Bild, wie dies die nachfolgende Abbildung zeigt (○ Abb. 4.4).
Im Fall einer jugendzentrierten Altersstruktur ist die größte Gruppe der Mitarbeitenden der Einrichtung deutlich unter 30 Jahren. In der obigen Grafik zeigt sich, dass die Gruppe der Mitarbeitenden mit 20 bis 29 Jahren die deutlich größte Gruppe, gefolgt von den unter 20-Jährigen bildet. Im weiteren Altersverlauf fallen die Werte deutlich ab, weshalb auch das Durchschnittsalter der Mitarbeitenden solcher Einrichtungen recht niedrig ist.

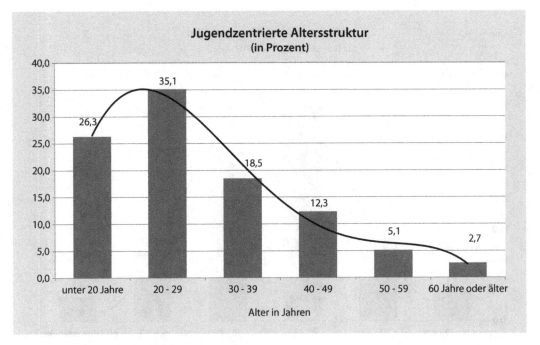

Abb. 4.4   Jugendzentrierte Altersstruktur

▪▪ Komprimierte Altersstruktur

Die komprimierte Altersstruktur stellt die vierte Form einer möglichen Altersstruktur dar und ist in der nachfolgenden Abbildung grafisch veranschaulicht (◘ Abb. 4.5).

Die komprimierte Altersstruktur ähnelt der ausbalancierten Altersstruktur, ist jedoch deutlich mehr im mittleren Altersgruppenbereich verdichtet. Die Gruppen der Mitarbeitenden zwischen 30 und 49 Jahren sind deutlich ausgeprägt und weisen daher einen hohen Peak der Trendlinie auf. Die flankierenden vier Altersgruppen fallen hingegen deutlich ab, was sich durch eine steil ansteigende bzw. abfallende Trendkurve zeigt. Die komprimierte Altersstruktur ist somit durch eine große Gruppe von Mitarbeitenden mittleren Alters geprägt, die weiteren Altersgruppen sind hingegen deutlich unterrepräsentiert.

▪▪ Altersstruktur in der Pflege

In den meisten Pflegeeinrichtungen lässt sich – im Vergleich zu den vier klassischen Altersstrukturen – hingegen meist nachfolgende Altersstruktur wiederfinden (◘ Abb. 4.6).

Bei der Betrachtung der Trendlinie fällt auf, dass es zwei Peaks gibt. Zum einen ist die Gruppe der Mitarbeitende mit 20 bis 29 Jahren deutlich ausgeprägt und zum anderen die Gruppe der Mitarbeitenden mit 40 bis 49 Jahren. Würde der erste Peak entfallen, so würde man eine alterszentrierte Altersstruktur vermuten. Würde hingegen die Gruppe der Mitarbeitenden mit 30 bis 39 Jahren nicht so deutlich abfallen, wäre fast eine ausbalancierte Altersstruktur vorhanden. Der deutliche Abfall der Mitarbeitenden mit 30 bis 39 Jahren ist in der Pflege häufig dem hohen Anteil an Frauen geschuldet, welche nach einer gewissen Zeit im Beruf sich für eine Familienphase entscheiden, sodass hier eine Pause vor einem möglichen Wiedereinstieg in die Pflege zu verzeichnen ist. Ebenfalls darf auch die Tatsache der beruflichen Umorientierung nicht verschwiegen werden, da gerade in der Pflege ein hoher Anteil an Mitarbeitenden besteht, welcher sich nach einigen Jahren der beruflichen Tätig-

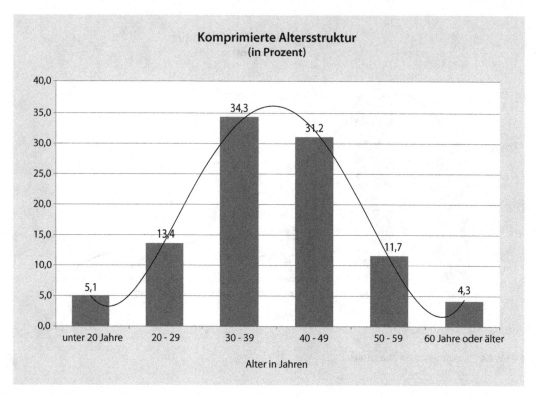

■ **Abb. 4.5**   Komprimierte Altersstruktur

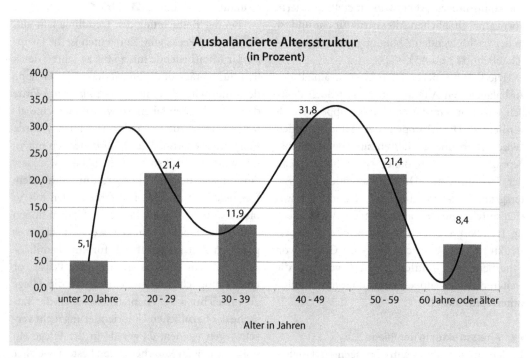

■ **Abb. 4.6**   Altersstruktur in der Pflege

keit auf Station beruflich umorientiert oder flankierende Berufsfelder für sich erschließt. Hingegen kommen im Bereich der Mitarbeitenden ab 40 Jahre häufig auch umschulende Mitarbeitenden in die Pflege dazu. Durch diese besondere Berufssituation ergibt sich somit in der Pflege häufig eine von den vier klassischen Formen der Altersstruktur abweichende Trendkurve.

4.4 Kennzahlen im nachhaltigen Personalmanagement

Neben der Altersstrukturanalyse als klassisches Instrument im nachhaltigen Personalmanagement sollten noch weitere Kennzahlen erhoben werden. Diese lassen sich in zwei Gruppen differenzieren:

- Kennzahlen zur Arbeitszufriedenheit und Arbeitsbelastung
- Kennzahlen zur zukunftsorientierten Personalpolitik

■■ Kennzahlen zur Arbeitszufriedenheit
Die Kennzahlen zur Arbeitszufriedenheit erfassen dabei verschiedene Sachverhalte, welche auf die Arbeitszufriedenheit sowie die Arbeitsbelastung schließen lassen. Die nachfolgende Tabelle gibt einen Überblick über mögliche Kennzahlen (◘ Tab. 4.4).

Bei der Analyse der krankheitsbedingten Fehlzeiten kann zusätzlich auch eine Differenzierung nach Altersgruppen hilfreich sein. Hierfür erfolgt, ähnlich wie bei der Altersstrukturanalyse, eine nach Altersgruppen getrennte Auswertung der krankheitsbedingten Fehlzeiten.

Das typische Ergebnis für Mitarbeitende in der Pflege ist, dass jüngere Mitarbeitende zwar häufiger, aber kürzer krank sind. Ältere Mitarbeitende sind hingegen weniger, dann aber meist über eine längere Dauer krank. Solange jedoch ein Durchschnittswert von 3–5 Prozent noch nicht überschritten wird, ist eine entsprechende Krankheitsquote wirtschaftlich nicht kritisch zu bewerten.

Bei der Untersuchung der krankheitsbedingten Fehlzeiten nach Altersgruppen, sollte auch die Altersstruktur berücksichtigt werden, um im Folgenden entsprechende Schlüsse zu ziehen. Die nachfolgende Tabelle stellt eine exemplarische Analyse der krankheitsbedingten Fehlzeiten nach Altersgruppen dar. (◘ Tab. 4.5)

Untersucht man die krankheitsbedingte Fehlzeitenquote in Bezug auf die Altersstruktur, so zeigt sich, dass die Gruppe der 30- bis 39-Jährigen 16,4 Prozent der Mitarbeitenden darstellen, diese jedoch 41,3 Prozent der krankheitsbedingten Fehlzeiten verursachen.

Um diese beiden Zahlen miteinander abzugleichen, empfiehlt es sich die jeweilige Über- bzw. Unterdeckung zu berechnen. Dies kann mit Hilfe der folgenden Formel erfolgen:

❯ **Fehlzeitendifferenzen = (Relativer Anteil der jeweiligen Mitarbeitendengruppe an den Gesamtmitarbeitenden)/(Relativer Anteil der Fehlzeiten der jeweiligen Mitarbeitendengruppen an den gesamten Fehlzeiten)**

Bei der Gruppe der 30- bis 39-Jährigen ergibt sich somit eine Überdeckung von 141,5 Prozent. Eine ebenfalls große Differenz ergibt sich bei der Gruppe der Mitarbeitenden ab 60 Jahre. Dies kann jedoch als Ausreißer bewertet werden, da in dieser Einrichtung nur ein Mitarbeitender dieser Gruppe beschäftigt ist. Besonders positiv fällt die Gruppe der unter 30-Jährigen auf. 15,9 Prozent der Mitarbeitenden gehören dieser Gruppe an, welche im Durchschnitt nur 4,1 Prozent der Fehlzeiten ausmachen. Dies stellt eine Unterdeckung von -74,2 Prozent dar.

■■ Kennzahlen zur zukunftsorientierten Personalpolitik
Die Kennzahlen zur zukunftsorientierten Personalpolitik richten den Blick nach vorn und widmen sich daher speziell dem Themenfeld der Auszubildenden sowie der Bildungsmaßnahmen. Die nachfolgende Tabelle gibt einen Überblick über mögliche Kennzahlen (◘ Tab. 4.6).

□ Tab. 4.4   Kennzahlen zur Arbeitszufriedenheit und Arbeitsbelastung

1	**Ausgeschiedene Mitarbeitende** »Wie viele Ihrer Pflegekräfte (Anzahl der Personen und Anzahl der Vollkräfte) sind im letzten Kalenderjahr ausgeschieden?« (Pflegefach- und Pflegehilfskräfte zusammen)
2	**Eingestellte Mitarbeitende (gesamt)** »Wie viele neue Mitarbeitende (Anzahl der Personen und Anzahl der Vollkräfte) wurden in diesem Kalenderjahr im Pflegedienst eingestellt?« (Pflegefach- und Pflegehilfskräfte zusammen)
3	**Eingestellte Mitarbeitende (Minijob)** »Wie viele neue Mitarbeitende (Anzahl der Personen und Anzahl der Vollkräfte) wurden in diesem Kalenderjahr im Pflegedienst im Rahmen eines Minijobs eingestellt?« (Pflegefach- und Pflegehilfskräfte zusammen)
4	**Fluktuation infolge Verrentung** »Wie viele Ihrer Pflegekräfte (Anzahl der Personen und Anzahl der Vollkräfte) wurden in diesem Kalenderjahr verrentet?« (Verrentung = regulärer Ruhestand sowie Verrentung durch Erwerbsunfähigkeit) (Pflegefach- und Pflegehilfskräfte zusammen)
5	**Altersteilzeit** »Wie viele Ihrer Pflegekräfte (Anzahl der Personen und Anzahl der Vollkräfte) haben in diesem Kalenderjahr die Altersteilzeit begonnen?« (Pflegefach- und Pflegehilfskräfte zusammen)
6	**Überstunden** »Wie viele Überstunden erarbeiten Ihre Mitarbeitenden durchschnittlich pro Monat?« (Pflegefach- und Pflegehilfskräfte zusammen)
7	**Krankheitsquote (Pflegehilfskräfte)** »Wie viele Krankheitstage hatten Ihre Pflegehilfskräfte in diesem Kalenderjahr im Durchschnitt?«
8	**Fehlzeiten durch Langzeiterkrankungen** »Wie viele Ihrer Pflegekräfte (Anzahl der Personen und Anzahl der Vollkräfte) sind derzeit Langzeit-erkrankt (außerhalb der betrieblichen Lohnfortzahlung)?« (Pflegefach- und Pflegehilfskräfte zusammen)
9	**Krankheitsbedingte Fehlzeiten insgesamt** »Wie viele Krankheitstage hatten Ihre Pflegehilfskräfte in diesem Kalenderjahr im Durchschnitt?« (Pflegefach- und Pflegehilfskräfte zusammen)

□ Tab. 4.5   Analyse der krankheitsbedingten Fehlzeiten nach Altersgruppen

Altersgruppe	Mitarbeitenden-zahl (absolut)	Mitarbeitenden-zahl (relativ)	Krankheitstage (absolut)	Krankheitstage (relativ)	Über-/Unter-deckung
<30 Jahre	6	17,1 %	3,8	4,1 %	-76,0 %
30–39 Jahre	6	17,1 %	38,4	41,3 %	+141,5 %
40–49 Jahre	11	31,4 %	21,5	23,1 %	-26,4 %
50–59 Jahre	11	31,4 %	15,9	17,1 %	-45,5 %
60 Jahr und älter	1	2,9 %	13,3	14,3 %	+393,1 %

◩ **Tab. 4.6**   Kennzahlen zur zukunftsorientierten Personalpolitik

1	**Auszubildende (gesamt)** »Wie viele Auszubildende in der Pflege beschäftigen Sie derzeit?« (Pflegefach- und Pflegehilfskräfte zusammen)
2	**Auszubildende (Pflegefachkräfte)** »Wie viele Auszubildende zur Pflegefachkraft beschäftigen Sie derzeit?«
3	**Auszubildende Übernahmequote (gesamt)** »Wie viele der ausgebildeten Pflegekräfte haben Sie in diesem Kalenderjahr übernommen?« (Pflegefach- und Pflegehilfskräfte zusammen)
4	**Auszubildende Übernahmequote (Pflegefachkräfte)** »Wie viele der ausgebildeten Pflegefachkräfte haben Sie in diesem Kalenderjahr übernommen?«
5	**Auszubildende Einstellungsquote (gesamt)** »Wie viele Auszubildende haben Sie in diesem Kalenderjahr eingestellt?« (Pflegefach- und Pflegehilfskräfte zusammen)
6	**Auszubildende Einstellungsquote (Vorjahr)** »Wie viele Auszubildende haben Sie im vergangenen Kalenderjahr eingestellt?« (Pflegefach- und Pflegehilfskräfte zusammen)
7	**Auszubildende Einstellungsquote (Pflegefachkräfte)** »Wie viele Auszubildende zur Pflegefachkraft haben Sie in diesem Kalenderjahr eingestellt?«
8	**Bezahlung Pflegefachkraft** »Wie hoch ist der durchschnittliche Arbeitgeberbruttolohn einer examinierten Pflegefachkraft in Ihrer Einrichtung?«
9	**Fortbildung** »Wie viele Tage haben die Pflegekräfte in diesem Kalenderjahr durchschnittlich an Fortbildungen teilgenommen?« (Pflegefach- und Pflegehilfskräfte zusammen)
10	**Weiterbildung** »Wie viele Tage haben die Pflegekräfte in diesem Kalenderjahr durchschnittlich an Weiterbildungsmaßnahmen (z.B. Ausbildung, Umschulung) teilgenommen?« (Pflegefach- und Pflegehilfskräfte zusammen)
11	**Ausbilder** »Wie viele Pflegekräfte haben eine Fort- bzw. Weiterbildung zur Anleitung von Auszubildenden (Praxisanleiter/ Mentoren)?«

Ein weiterer Aspekt der zukunftsorientierten Personalpolitik stellt die Rekrutierung von Nachwuchskräften dar, sodass auch Kennzahlen zum Hochschulmarketing, Freiwilligen Sozialen Jahr oder dem Bundesfreiwilligendienst noch erhoben werden könnten, um auch hierbei Ansatzpunkte für die Säule IV Personal- und Rekrutierungspolitik identifizieren zu können.

Auffällig bei einer Kennzahlenanalyse in der Pflege ist, dass oft zu erfassende Sachverhalte nicht bewertet werden können, da die entsprechenden Daten, wie beispielsweise die Krankheitsquote nach Alter oder die Anzahl der Bewerbungen pro ausgeschriebener Stelle, in den Einrichtungen bzw. durch den Träger nicht erhoben werden, da diese bislang eine zu geringe Bedeutung nach Meinung des Trägers oder der Einrichtung aufweisen. Dies ist dabei charakteristisch für soziale Organisationen, da diese selten langfristig strategisch agieren und eher eine kurzfristige, operative Orientierung verfolgen. (Eisenreich, Halfar, Moos 2005: 31)

Literatur

Barmer GEK (Hrsg.) (2010) Pflegereport 2010. St. Augustin:
    Asgard

Eisenreich, T.; Halfar, B.; Moos, G. (Hrsg.) (2005) Steuerung
    sozialer Betriebe und Unternehmen mit Kennzahlen.
    Baden-Baden: Nomos

Graumann, M. (2008) Controlling. Begriffe, Elemente, Metho-
    den und Schnittstellen. Düsseldorf: IDW

HitSquad (2010) Tanz der Vampire – Das Musical. Gesamtauf-
    nahme Live. Disc 1, Track 9: Wahrheit

Scheld, G. (2009) Betriebswirtschaftliche Kennzahlenanalyse
    unter besonderer Berücksichtigung mittelständischer
    Unternehmen. Büren: Gertrud Scheld Fachbibliothek
    Verlag

Den Mitarbeitenden Gehör geschenkt

5

» Irgendwer wird immer meckern, egal was man auch tut, ob man schlecht ist oder gut. (Wise Guys, 2012) «

Die Berücksichtigung der Mitarbeitendenperspektive im Rahmen der Ist-Analyse stellt ein zeitlich und organisatorisch aufwändiges Instrument dar, bildet jedoch einen wichtigen Eckpfeiler für die konzeptionelle Arbeit im Anschluss an die Ist-Analyse. Die aktive Einflussnahme der Mitarbeitenden auf das strategische Konzept des nachhaltigen Personalmanagements erhöht dabei nicht nur ihre Compliance im weiteren Verlauf, sondern hilft zudem bei der Identifizierung von »blinden Flecken«, welche aus der Perspektive der Führungskräfte eventuell vernachlässigt worden wären.

Zentral ist dabei in diesem Zusammenhang der frühzeitige Einbezug der Mitarbeitenden in den strategischen Prozess, um Widerständen vorzubeugen. Stolpersteine innerhalb der Mitarbeitendenschaft lassen sich jedoch nicht gänzlich ausräumen, wie dies so schön auch die Wise Guys in ihrem Lied »Irgendwer wird immer meckern« beschreiben. Es gilt jedoch, die negative Energie in eine positive Aktivität umzuwandeln, um langfristig die Unterstützung aller Mitarbeitenden für das Projekt zu erreichen.

Daher veranschaulicht das folgende Kapitel das Vorgehen bei der Erhebung des Ist-Standes in Bezug auf die fünf Säulen des nachhaltigen Personalmanagements aus Sicht der Mitarbeitenden.

5.1 Schritt für Schritt zur Mitarbeitendenbefragung

Das nachhaltige Personalmanagement stellt einen Teil des allgemeinen Managementprozesses dar und umfasst damit alle personalwirtschaftlichen Bereiche und somit auch die Mitarbeitenden selbst. (Scholz 2000: 88) Aufgrund dessen ist die Berücksichtigung der Sichtweise

der Mitarbeitenden im Rahmen der vorliegenden Konzeptentwicklung von großer Bedeutung. (Oechsler 2000: 580)

Bereits während der Planungsphase einer Mitarbeitendenbefragung sollte frühzeitig die Mitarbeitendenvertretung bzw. der Betriebsrat einbezogen werden, um dadurch nicht nur der allgemeinen Informationspflicht gerecht zu werden, sondern auch die Mitarbeitendenvertretung als Multiplikator und Motivator für die Teilnahme an der Befragung zu gewinnen. Dies dient einer Verbesserung des Rücklaufs der Befragung, aber auch der Steigerung der Bedeutung einer solchen Ist-Analyse.

■■ **Zeitliche Planung der Befragung**

Parallel zur Vorbereitungsphase, im Rahmen derer die Ausarbeitung des Fragebogens (▶ Abschn. 5.2 ff.) erfolgt, sollten bereits die Mitarbeitenden auf Station bzw. in den Wohnbereichen über die geplante Durchführung der Mitarbeitendenbefragung, deren Zielsetzung und zeitliche Planung informiert werden. (Schnell, Hill, Esser 2008: 306ff.) Dabei sollte besonders bei der zeitlichen Planung der Befragung auf Urlaubs- oder Weihnachtszeiten geachtet werden, wo möglicherweise urlaubsbedingt weniger Mitarbeitende an der Befragung teilnehmen können. (Schnell, Hill, Esser 2008: 217) Sollte die Befragung dennoch in solch einem Zeitraum geplant sein, kann dem durch einen verlängerten Zeitraum für die Abgabe des Fragebogens Rechnung getragen werden. Im anderen Fall sollte der Befragungszeitraum zwei bis vier Wochen nicht überschreiten, um nicht durch lange Fristen wiederum die Antwortzeiten zu verlängern und damit auch den Rücklauf der Fragebögen zu reduzieren.

■■ **Pre-Test als Prüfinstanz**

Auch sollte vor Beginn der Durchführung der Befragung ein sogenannter Pre-Test des Fragebogens durchgeführt werden. Hierfür sollte eine Anzahl von ca. zehn Prozent der in der geplanten Befragung Teilnehmenden genutzt werden. Für den Pre-Test sollten dabei Teilnehmende akquiriert werden, welche im Folgenden nicht an der eigentlichen Befragung teilnehmen werden. Ziel ist es bei einem solchen Pre-Test, den entwickelten Fragebogen hinsichtlich Vollständigkeit, Verständlichkeit und Eindeutigkeit zu überprüfen. (Friedrichs 1980: 153)

▪ ▪ Stolpersteine bei der Abgabe des Fragebogens reduzieren

Während des Befragungszeitraums sollten die Pflegekräfte stets die Möglichkeit haben, die ausgefüllten Fragebögen in die dafür vorgesehenen Abgabeboxen einzuwerfen. Daher sollten die Abgabeboxen an entsprechend zentralen Orten platziert sein. Dies kann beispielsweise vor der Mitarbeitendenumkleide sein, im Empfangs-/Eingangsbereich der Einrichtung oder im Bereich des Mitarbeitendeneingangs, um damit einen zusätzlichen Aufwand für die Mitarbeitenden zur Abgabe des Fragebogens zu reduzieren und so ebenfalls die Rückläuferquote zu erhöhen. In jedem Fall empfiehlt sich eine Abgabe in verschlossene Boxen, um die Anonymität der Teilnehmenden zu wahren und somit die Antwortehrlichkeit zu erhöhen.

▪ ▪ Zielgruppe der Befragung

Die Zielgruppe des nachhaltigen Personalmanagement-Konzeptes stellt der gesamte Pflegedienst dar, sodass daher auch die Gesamtheit aller Pflegekräfte in der Mitarbeitendenbefragung berücksichtigt werden sollten, und damit eine **Vollerhebung** durchgeführt wird. Im Falle einer solchen Vollerhebung in der Pflege ist mit einer Rücklaufquote – je nach Interesse, Compliance und durchgeführten vorbereitenden Maßnahmen – von fünf bis zehn Prozent zu rechnen.

▪ ▪ Auf den Punkt gebracht

Inhaltlich sollte der Fragebogen für die Mitarbeitendenbefragung nicht all zu umfangreich sein, was jedoch aufgrund der fünf Säulen des Konzeptes nur bedingt möglich ist. Ergänzend zum eigentlichen Fragebogen sollte ein gesondertes Anschreiben noch einmal die Zielsetzung des Fragebogens, dessen Hintergrund, Abgabeort und -frist sowie einen Hinweis zum Datenschutz enthalten. Ein mögliches Anschreiben ist der nachfolgenden Abbildung zu entnehmen (◘ Abb. 5.1).

Der handschriftlich auszufüllende Fragebogen für das 5-Säulen-Konzept gliedert sich in sechs thematische Schwerpunkte, welche den fünf Konzept-Bausteinen sowie einem allgemeinen Fragenteil entsprechen. Die einzelnen Fragenblöcke werden in den nachfolgenden Kapiteln detaillierter vorgestellt.

Bei der Art der gestellten Fragen handelt es sich um zwei verschiedene Formen. Zum einen werden Fragen mit vorgegebenen Merkmalsausprägungen zum Ankreuzen und zum anderen Fragen mit freiem Eingabefeld (offene Fragen) gestellt. Bei Skalenfragen wird eine Skala von »1« (sehr positiv) bis »4« (sehr negativ) verwendet.

Vor der Auswertung der Fragebögen müssen diese bereinigt werden, um valide Aussagen zu erhalten. (Schnell, Hill, Esser 2008: 436) Es können beispielsweise Fragebögen nicht in die Auswertung einfließen, welche nur teilweise (weniger als 50 Prozent der Fragen) beantwortet wurden, oder auch Fragebögen, welche sich eindeutig als widersprüchlich identifizieren lassen.

Nach der Datenbereinigung werden die Fragebögen in kodierter Form in ein entsprechendes PC-Programm eingegeben. Es eigenen sich hierfür unterschiedliche Tabellenkalkulationsprogramme. Unter Kodierung ist dabei zu verstehen, dass beispielsweise die vier verschiedenen Merkmalsausprägungen der Skalenfragen mit den Werten 1 bis 4 im Tabellenkalkulationsprogramm hinterlegt werden. Die nachfolgende Abbildung veranschaulicht diese Kodierung grafisch (◘ Abb. 5.2).

Schwerpunkt der Analyse der Fragebögen auf Basis des Tabellenkalkulationsprogramms bildet die Darstellung von Verteilungen und Mit-

5

> Einrichtungs-/
> Trägerlogo

Mitarbeitendenbefragung des Pflegedienstes

Sehr geehrte Mitarbeiter/in des Krankenhaus Primus,

im Rahmen dieser Befragung sollen Ihre Wünsche zu folgenden Themenbereichen ermittelt werden:

- Gesundheitsmanagement
- Lebenslanges Lernen
- Organisation und Arbeitsabläufe
- Personal- und Rekrutierungspolitik
- Führung

Ziel dieser Umfrage ist die **Erstellung eines Förderprogramms für Pflegekräfte.**

Wir garantieren Ihnen die **anonyme** und **vertrauliche** Verwendung Ihrer Daten. Bitte beantworten Sie die Fragen ehrlich und nach bestem Gewissen, so wie sie Ihre derzeitige Arbeitssituation wahrnehmen. Kreuzen Sie dazu bitte jeweils die Kategorie an, die am meisten auf Sie zutrifft. Die Aussagekraft der Auswertung hängt von **Ihrer Unterstützung** ab. Um Ihre Wünsche und Anregungen berücksichtigen zu können, benötigen wir daher **Ihre Mithilfe** und danken Ihnen schon heute für Ihre Mitarbeit.

Bitte werfen Sie in den nächsten zwei Wochen (späteste Abgabe: 17.11.2012) den ausgefüllten Fragebogen in die gekennzeichnete Abgabebox am Empfang des Krankenhaus Primus. Die Bearbeitung des Fragebogens wird ca. 15 Minuten in Anspruch nehmen.

Mit freundlichen Grüßen,

Pia Prima
Pflegedienstleitung des
Krankenhauses Primus

◻ **Abb. 5.1**   Anschreiben des Fragebogens

telwerten, wozu verschiedene Lage- (für weitere Informationen siehe dazu: Hochstädter 1996: 57ff.) und Streuungsparameter (für weitere Informationen siehe dazu: Hochstädter 1996: 71ff.) berechnet werden.

5.2   Allgemeiner Fragenteil des Mitarbeitendenfragebogens

Der Fragebogen für das 5-Säulen-Konzept beginnt mit einem allgemeinen Fragenteil, um grundlegende Daten der Teilnehmenden zu erheben. Hierbei werden folgende Daten abgefragt:

- Geschlecht
- Alter
- Dauer der Tätigkeit in der derzeitigen Position
- Betriebszugehörigkeit

In der nachfolgenden Abbildung ist dieser einleitende, allgemeine Teil wiederzufinden (◻ Abb. 5.3).

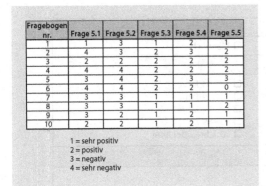

Fragebogen nr.	Frage 5.1	Frage 5.2	Frage 5.3	Frage 5.4	Frage 5.5
1	1	3	1	2	1
2	4	3	2	3	2
3	2	2	2	2	2
4	4	4	2	2	2
5	3	4	2	3	3
6	4	4	2	2	0
7	3	3	1	1	1
8	3	3	1	1	2
9	3	2	1	2	1
10	2	2	1	2	1

1 = sehr positiv
2 = positiv
3 = negativ
4 = sehr negativ

◘ **Abb. 5.2** Kodierung der Fragebögen im Tabellenkalkulationsprogramm

■■ **Kriterium Alter**

Besonders die Frage nach dem Alter der Teilnehmenden ist für die weitere Auswertung von Bedeutung, da die Auswertung der weiteren Fragen nicht nur kumuliert, sondern auch nach Altersgruppen differenziert erfolgen kann. Daher sollte in jeden Fall eine Analyse und grafische Darstellung der Altersverteilung der Teilnehmenden durchgeführt werden. Hierbei ergeben sich keine Doppelungen im Vergleich mit der im vorangegangenen Kapitel durchgeführten Altersstrukturanalyse, da es sich hierbei um eine Analyse der Altersstruktur der teilnehmenden Mitarbeitenden handelt, was somit – außer bei einem Rücklaufquote von 100 Prozent – einem Ausschnitt aus der Gesamtheit der Mitarbeitenden entspricht. Die Altersstrukturanalyse im vorangegangenen Kapitel bildet hingegen alle Mitarbeitenden der Einrichtung ab und dient damit einem ganzheitlichen Bild über die Altersstruktur aller Mitarbeitenden.

◘ Abb. 5.4 zeigt eine **alterszentrierte Altersverteilung** der Teilnehmenden, da der größte Anteil der Teilnehmenden zwischen 40 und 54 Jahren ist. Ein weiterer kleiner Peak ist bei der Gruppe der 25 bis 29-Jährigen zu erkennen, was der **typischen Altersstruktur der Mitarbeitenden in der Pflege** entspricht. Somit wird deutlich, dass die Mehrheit der Teilnehmenden über 40 Jahre ist und eine differenzierte Auswertung

der weiteren Ergebnisse sowohl kumuliert als auch nach Altersgruppen differenziert sinnvoll erscheint. Es wird dabei in eine Gruppe jüngerer Mitarbeitender (bis einschließlich 39 Jahre) und eine Gruppe älterer Mitarbeitender (ab 40 Jahre) unterschieden. Die Trennung der Mitarbeitenden in diese beiden Altersgruppen erfolgt aufgrund der Altersverteilung der Mitarbeitenden sowie der typischen Altersstruktur der Pflegenden.

■■ **Kriterium Betriebszugehörigkeit**

Auch die Untersuchung der Betriebszugehörigkeit sollte nach Altersgruppen differenziert erfolgen, da die große Gruppe der älteren Mitarbeitenden den Durchschnittswert deutlich nach oben schieben kann. Dies wird bei der differenzierten Betrachtung mittels der nachfolgenden Tabelle deutlich. (◘ Tab. 5.1)

Wie bereits vermutet zeigt es sich in diesem Beispiel, dass die Gruppe der älteren Mitarbeitenden durchschnittlich 9,2 Jahre im Krankenhaus Primus tätig sind, die Mitarbeitenden unter 40 Jahren hingegen nur 1,4 Jahr. Somit ergibt sich dann der Durchschnittswert über alle Altersgruppen von 6,2 Jahren.

5.3 Fragenblock Gesundheitsmanagement in der Mitarbeitendenbefragung

Der erste inhaltliche Frageblocken zum 5-Säulen-Konzept widmet sich Säule I Gesundheitsmanagement. Hierbei werden die Mitarbeitenden sowohl nach ihrer Einschätzung der aktuellen Situation auf Station in Bezug auf relevante Bereiche befragt, jedoch auch eine Einschätzung der Veränderung der Arbeitsbelastung im Laufe der vergangenen zwei Jahre abgefragt.

Neben diesem problemorientierten Fokus erfolgt in der dritten Frage dieses Fragenblocks eine **Fokusveränderung hin zur Lösungsorientierung**, da die Mitarbeitenden mittels

5

Allgemeines	
1. Bitte geben Sie Ihr Geschlecht an.	
❑ Weiblich	❑ Männlich
2. Bitte geben Sie Ihr Alter an.	
❑ Unter 20 Jahre ❑ 20 - 24 Jahre ❑ 25 - 29 Jahre ❑ 30 - 34 Jahre ❑ 35 - 39 Jahre	❑ 40 - 44 Jahre ❑ 45 - 49 Jahre ❑ 50 - 54 Jahre ❑ 55 - 59 Jahre ❑ 60 Jahre oder älter
3. In welcher Position sind Sie derzeit tätig?	
❑ Auszubildende/r ❑ Pflegekraft (Pflegefachkraft, Pflegehilfskraft) ❑ Leitungskraft (Stationsleitung, Stellv. Stationsleitung)	
4. Seit wie vielen Jahren arbeiten Sie im Krankenhaus Primus?	
_____ Jahre	❑ Unter 1 Jahr

◘ **Abb. 5.3**   Allgemeiner Fragenblock der Mitarbeitendenbefragung

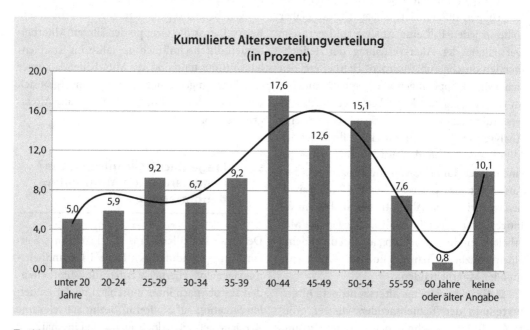

◘ **Abb. 5.4**   Altersverteilung der Teilnehmenden der Mitarbeitendenbefragung

☐ **Tab. 5.1** Betriebszugehörigkeit laut Mitarbeitendenbefragung

Altersgruppe	Jüngere	Ältere	Gesamt
Durchschnitt	1,4 Jahre	9,2 Jahre	6,7 Jahre
Unter einem Jahr	12,0 %	22,0 %	11,0 %
Maximum	3,0 Jahre	37,0 Jahre	37,0 Jahre
Keine Angabe	52,0 %	1,0 %	14,0 %

einer Auswahlfrage gebeten werden, konkrete Lösungswünsche für die vorhandene gesundheitliche Belastung auf ihrer Station anzugeben. Die nachfolgende Abbildung zeigt den entsprechenden Ausschnitt des Fragebogens zur Säule I Gesundheitsmanagement (☐ Abb. 5.5).

■■ **Bewertung der Situation am Arbeitsplatz in Bezug auf das Gesundheitsmanagement**

Bei der Auswertung der Frage, wie die Arbeitsplatzsituation in Bezug auf Teilbereiche des Gesundheitsmanagements sich derzeit darstellt, zeigt sich in der Pflege meist folgendes Bild (☐ Abb. 5.6).

Die meisten Mitarbeitenden geben eine hohe psychische und physische Belastung an, was die Hauptdefizite dieses Bereichs darstellen. Jedoch auch die Raum- bzw. Platzverhältnisse werden häufig als durchschnittlich bis schlecht bewertet. Aufgrund der kontinuierlichen Zunahme an verfügbaren Hilfsmitteln, sei es technisch oder organisatorisch, ist dieser Wert meist gut ausgeprägt, ebenso wie die Beurteilung der Umwelteinflüsse wie Lärm oder Beleuchtungsverhältnisse. Ansatzpunkte des Gesundheitsmanagements wären in diesem Fall somit die psychische und physische Belastung, was detailliert zu untersuchen wäre.

■■ **Maßnahmen zum Abbau von Arbeitsbelastungen**

Bei der lösungsorientierten Frage nach geeigneten Maßnahmen zur Reduktion der Arbeitsbelastung wünschen sich die Mitarbeitenden der Pflege meist die Einführung von Gesundheitsprogrammen, wie beispielsweise die Durchfüh-

rung von Gesundheitskursen, Massageangeboten, Kooperationen mit Fitness-Studios. Auch das Thema rückenschonende Arbeitsgestaltung erreicht meist hohe Werte, was sich auch in den meist hohen krankheitsbedingten Ausfällen mit Muskel-Skelett-Erkrankungen widerspiegelt. Auch das Themenfeld der veränderten Pausen- und Arbeitszeitgestaltung ist ein Dauerbrenner in der Pflege. Neue Arbeitszeitmodelle, flexibles Pausenmanagement oder bedarfsorientierte Arbeitszeitmodelle werden hierbei häufig genannt. Besonders bei der Gruppe der älteren Mitarbeitenden ist verstärkt der Wunsch nach einer Optimierung der Pausen- und Arbeitszeitgestaltung vorhanden. In der Kategorie »Sonstiges« haben die Mitarbeitenden im Rahmen der Befragung die Möglichkeit, eigene Wünsche zur Reduktion ihrer Arbeitsbelastung anzugeben. Hier wird meist der Wunsch nach mehr Personal und einer besseren organisatorischen Verteilung der Arbeitsaufgaben geäußert (☐ Abb. 5.7). Es zeigt sich somit auch im Rahmen der Mitarbeitendenbefragung die Vernetzung der Säule I Gesundheitsmanagement und Säule III Organisation und Arbeitsgestaltung.

5.4 Fragenblock Lebenslanges Lernen in der Mitarbeitendenbefragung

Im dritten Fragenblock wird Säule II Lebenslanges Lernen untersucht. Dabei wird die Teilnahme an Fort- oder Weiterbildungsveranstaltungen im vergangenen Jahr erfragt, die Beurteilung der

5

Gesundheitsmanagement

5. Wie empfinden Sie Ihren Arbeitsplatz in Bezug auf die folgenden Merkmale:	☺	☺	☹	☹	Keine Angabe
Körperliche Anstrengungen	❑	❑	❑	❑	❑
Psychische Belastung	❑	❑	❑	❑	❑
Verfügbare oder funktionsfähige Hilfsmittel	❑	❑	❑	❑	❑
Raum-/Platzverhältnisse am Arbeitsplatz	❑	❑	❑	❑	❑
Umwelteinflüsse (Lärm, Temperatur, Beleuchtung)	❑	❑	❑	❑	❑

6. Ist Ihre Arbeit innerhalb der letzten zwei Jahre in der Einrichtung anstrengender geworden?

❑ Nein   ❑ Ja

Wenn ja, ❑ Mengenmäßig mehr
❑ Komplizierter, mit gestiegenen Anforderungen
❑ Sonstige:

7. Um Arbeitsbelastungen abzubauen, gibt es verschiedene Möglichkeiten. Kreuzen Sie bitte die Handlungsfelder an, die Sie persönlich besonders wichtig finden, wo mehr getan werden sollte, um langfristig gesund und leistungsfähig zu bleiben: (Mehrfachnennungen möglich)

Rückenschonende Arbeitsplatzgestaltung ❑
Verbesserung der Arbeitsumgebung (z.B. Beleuchtung, Lärmschutz) ❑
Qualifizierung ❑
Verbesserte berufliche Entwicklungsmöglichkeiten ❑
Pausengestaltung (z.B. Ermöglichung von kurzen Pausen am Arbeitsplatz) ❑
Veränderte Arbeitszeitgestaltung (Überarbeitung des Schichtmodells) ❑
Gesundheitsprogramme (z.B. Fitnesstraining, Massagen, Entspannungskurse) ❑
Sonstiges: _____ ❑

Abb. 5.5 Fragenblock Gesundheitsmanagement der Mitarbeitendenbefragung

Arbeitssituation in Bezug auf Fort- und Weiterbildung, aber auch die Fortbildungswünsche für das kommende Jahr. Weiterhin wird auch der flankierende Bereich der Motivation zur Fort- und Weiterbildung untersucht, um Motivatoren zu identifizieren, wie der nachfolgende Ausschnitt aus dem dritten Fragenblock zeigt (Abb. 5.8).

Die Frage nach der Teilnahme an Fortbildungsveranstaltungen kann bei Bedarf noch weiter konkretisiert werden, da die gesetzlich verpflichtenden Schulungsmaßnahmen originär nicht Inhalt der Befragung sein sollten, von vielen Mitarbeitenden jedoch als Fortbildungsmaßnahme beurteilt werden. Somit ergibt sich bei einer mangelnden Differenzierung bei dieser Frage meist ein hoher Wert, welcher den verpflichtenden Schulungen geschuldet ist.

Bewertung der Situation am Arbeitsplatz in Bezug auf Lebenslanges Lernen

Da das Thema Personalentwicklung in immer mehr Einrichtungen und Diensten verstärkt an Bedeutung gewinnt, wird in diesen Einrichtungen erfahrungsgemäß dieses Thema als überwiegend positiv bewertet. Gerade der Bereich des Austausches zwischen Fachkräften und Auszubildenden ist hierbei von besonderer Bedeutung, da dies dem nachhaltigen Wissensmanagement dient und daher unter dem Aspekt des demografischen Wandels von besonderer Bedeutung ist. Abb. 5.9 zeigt die positive Beurteilung des Krankenhauses Primus in Bezug auf die Situation am Arbeitsplatz im Bereich des Lebenslangen Lernens.

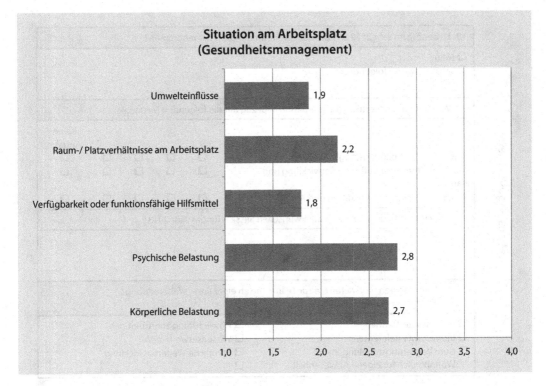

Abb. 5.6   Bewertung der Situation am Arbeitsplatz in Bezug auf Gesundheitsmanagement

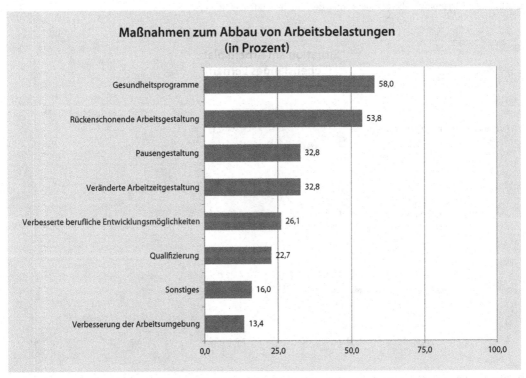

Abb. 5.7   Maßnahmen zum Abbau von Arbeitsbelastungen

5

Lebenslanges Lernen

---

10. Haben Sie im Jahr 2012 an Fort-oder Weiterbildung/en teilgenommen?

❏ Nein
❏ Ja, und zwar an folgender:

---

11. Wie empfinden Sie Ihre Arbeitssituation in Bezug auf die folgenden Merkmale:

					Keine Angabe
Fort- und Weiterbildungsmöglichkeiten	❏	❏	❏	❏	❏
Möglichkeiten der beruflichen Entwicklung und Karriere	❏	❏	❏	❏	❏
Austausch zwischen Fachkräften und Azubis	❏	❏	❏	❏	❏

12. Welche Fortbildungsmaßnahmen wünschen Sie sich für das Jahr 2013?

---

13. Welche Faktoren motivieren Sie zur Teilnahme an einer Fort-/Weiterbildung?
   (Mehrfachnennungen möglich)

❏ Interessante Themen   ❏ Abwechslung zur Arbeit
❏ Interessante Referenten   ❏ Wissenserwerb
❏ Gute Vertretungsregelung im   ❏ Berufliche Weiterentwicklung
   Wohnbereich fur eigene Abwesenheit ❏ _____

◻ **Abb. 5.8**   Fragenblock Lebenslanges Lernen der Mitarbeitendenbefragung

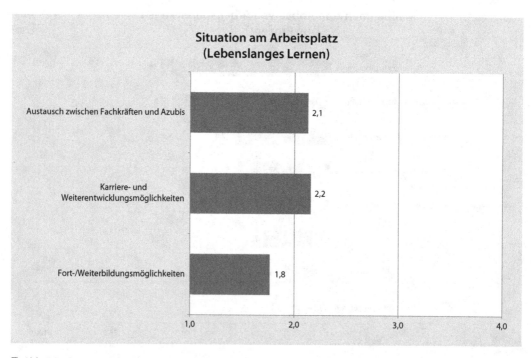

**Situation am Arbeitsplatz
(Lebenslanges Lernen)**

Austausch zwischen Fachkräften und Azubis — 2,1

Karriere- und Weiterentwicklungsmöglichkeiten — 2,2

Fort-/Weiterbildungsmöglichkeiten — 1,8

1,0   2,0   3,0   4,0

◻ **Abb. 5.9**   Bewertung der Situation am Arbeitsplatz in Bezug auf Lebenslanges Lernen

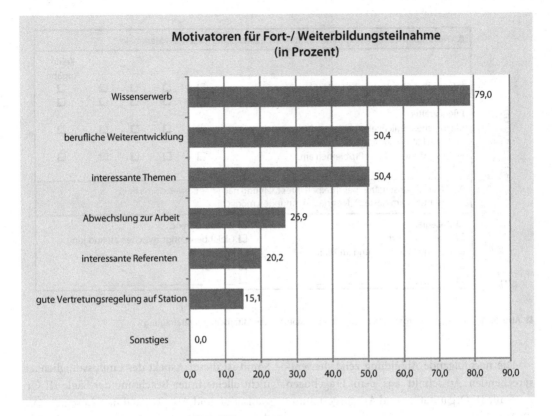

Abb. 5.10   Motivatoren für Fort- und Weiterbildungsteilnahme

■■ **Motivatoren für Fort- und Weiterbildungsteilnahme**

Der besonders in der Pflege verschwiegene **Begriff der Karriere** findet sich hingegen häufig in der Frage nach den Motivatoren für die Teilnahme an Fort- und Weiterbildungsveranstaltungen. Meist geben Pflegekräfte den Wissenserwerb oder die berufliche Weiterentwicklung als Hauptgründe für die Teilnahme an entsprechenden Veranstaltungen an. Auch der Aspekt der inhaltlichen Themenstellung unterstreicht die klare Zielorientierung, mit welcher eine Teilnahme an Fort- und Weiterbildungsveranstaltungen erfolgt. Selbstverständlich werden auch emotionale Aspekte, wie die Abwechslung zur täglichen Arbeit auf Station oder die Auswahl der Referenten, genannten (■ Abb. 5.10).

5.5 Fragenblock Organisation und Arbeitsgestaltung in der Mitarbeitendenbefragung

Auch in Bezug auf Säule III Organisation und Arbeitsgestaltung wird zunächst die Beurteilung der Ist-Situation erfasst. Hierbei wird besonders der Aspekte der **Kommunikations- und Informationskultur** berücksichtigt, da dies besonders im Bereich der Pflege ein wesentlicher erfolgsentscheidender Faktor ist. Weiterhin liegt der Fokus der zweiten Frage in diesem Fragenblock auf dem **Betriebs- bzw. Einrichtungsklima**. Durch die Zusammenarbeit im Team und direkt am Kunden ist die gute und vernetzte Zusammenarbeit im Team sowie interdisziplinär von besonderer Bedeutung.

5

8. Wie empfinden Sie Ihre Arbeitssituation in Bezug auf die folgenden Merkmale:					Keine Angabe
Information über Vorgänge in der Einrichtung	❑	❑	❑	❑	❑
Kommunikation zwischen Vorgesetzten und Pflegekräften	❑	❑	❑	❑	❑
Mitsprachemöglichkeiten bei einrichtungs- internen Entscheidungen	❑	❑	❑	❑	❑
Einflussmöglichkeit bei Problemen am Arbeitsplatz	❑	❑	❑	❑	❑

9. Welche Eigenschaften beschreiben Ihrer Meinung nach das Betriebsklima Ihrer
   Einrichtung am besten? (Mehrfachnennungen möglich)

❑ Kollegial	❑ Wertschätzend
❑ Teamorientiert	❑ Gleichberechtigt zwischen alt und jung
❑ Häufige Missstimmung im Team	❑ Egoistisch
❑ Distanziert	❑ Familiär
❑ _____	❑ _____

Organisation und Arbeitsabläufe

❑ **Abb. 5.11** Fragenblock Organisation und Arbeitsgestaltung der Mitarbeitendenbefragung

Die nachfolgende Abbildung zeigt den entsprechenden Ausschnitt aus dem Fragebogen zur Säule III Organisation und Arbeitsgestaltung (❑ Abb. 5.11).

■■ **Bewertung der Situation am Arbeitsplatz in Bezug auf Organisation und Arbeitsgestaltung**

In diesem Beispielfall sind die Ergebnisse im Bereich der Säule III Organisation und Arbeitsgestaltung recht durchschnittlich (❑ Abb. 5.12). Dies ist jedoch in nicht allen Einrichtungen und Diensten der Fall. Besonders der Aspekt der aktiven Mitgestaltung, Mitsprache und Einflussmöglichkeit wird häufig in der Pflege als defizitär bewertet. Zwar besteht in den meisten Einrichtungen ein internes Vorschlagswesen oder ein Beschwerdemanagement, jedoch wird dieses entweder nur seitens der Kunden und deren Angehörigen ausgerichtet oder von den Mitarbeitenden nicht genutzt. Das hohe Potenzial, welches mit den Anregungen, Ideen oder der Kritik der Mitarbeitenden auf Station verbunden ist, wird seitens der Leitungsebene nicht gesehen.

Somit ist dieser Aspekt der Einflussmöglichkeit nicht alleine unter Beachtung der Säule III Organisation und Arbeitsgestaltung zu sehen, sondern auch in Zusammenhang mit Säule V Führung. Um entsprechende Einflussmöglichkeiten zu erhalten und um diese aktiv zu nutzen, muss seitens der Führung eine entsprechende Kultur bestehen, ohne die jegliche operativen Maßnahmen in der Praxis versanden.

■■ **Charakteristika des Betriebsklimas**

Bei der Untersuchung des Betriebsklimas sind eine hohe Vertrauenskultur und eine entsprechende Antwortehrlichkeit die zentralen Voraussetzungen, um valide Ergebnisse zu erreichen. Wie in der nachfolgenden Abbildung ersichtlich, wird das Betriebsklima meist ausschließlich positiv bewertet (❑ Abb. 5.13). Immerhin noch rund ein Viertel der Teilnehmenden in diesem Praxisbeispiel gibt jedoch an, dass es auch häufiger zu Missverständnissen im Team kommt. Diesem Sachverhalt gilt es im Folgenden nachzugehen, um die Gründe für die entstehenden Missverständnisse zu klären. Diese können

5.5 · Fragenblock Organisation und Arbeitsgestaltung in der Mitarbeitendenbefragung

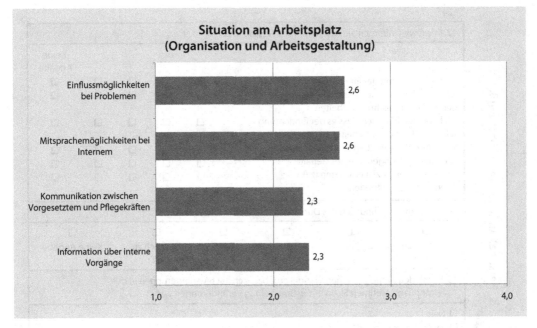

■ **Abb. 5.12** Bewertung der Situation am Arbeitsplatz in Bezug auf Organisation und Arbeitsgestaltung

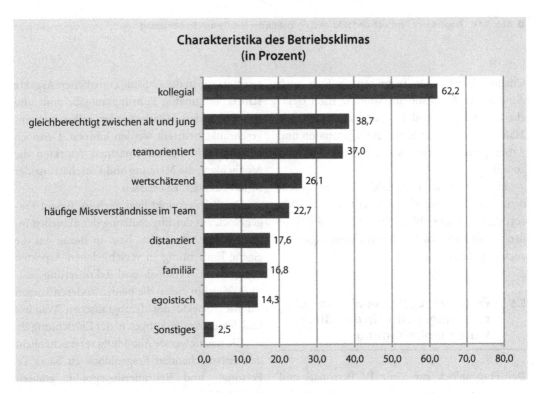

■ **Abb. 5.13** Charakteristika des Betriebsklimas

5

Personal- und Rekrutierungspolitik

17. In wieweit stimmen Sie den folgenden Aussagen zu:					Keine Angabe
Ich fühle mich mit der Einrichtung verbunden.	☐	☐	☐	☐	☐
Ich habe den Eindruck, dass die Pflegekräfte gerne in der Einrichtung arbeiten.	☐	☐	☐	☐	☐
Ich habe den Eindruck, dass es der Einrichtung schwer fällt, neue Mitarbeiter zu gewinnen.	☐	☐	☐	☐	☐
Ich habe einen gesicherten Arbeitsplatz.	☐	☐	☐	☐	☐
Ich erhalte ein angemessenes Gehalt.	☐	☐	☐	☐	☐
Ich bin mit den Sozialleistungen (z.B. Altersvorsorge) zufrieden.	☐	☐	☐	☐	☐

18. Insgesamt empfinde ich das Durchschnittsalter der Pflegekräfte …

☐	☐	☐	☐	☐	☐
Deutlich zu jung	Zu jung	Genau richtig	Zu alt	Deutlich zu alt	Keine Angabe

19. Durch den demografischen Wandel ergeben sich auch Veränderungen in der Altenpflege. Nehmen Sie in Ihrem Berufsalltag Veränderungen wahr?

☐ Nein
☐ Ja, und zwar folgende:

⬛ Abb. 5.14   Fragenblock Personal- und Rekrutierungspolitik der Mitarbeitendenbefragung

Unstimmigkeiten im Team sein, jedoch auch Aspekte der Arbeitsorganisation. Je nach Ursache der Missverständnisse sind entsprechende Maßnahmen aus der Säule III Organisation und Arbeitsgestaltung oder sogar Säule V Führung zu wählen.

Das ausgeprägt kollegiale Klima entspricht dem typischen Teamklima in der Pflege, welches von flachen Hierarchien geprägt ist und sich in den entsprechenden Merkmalsausprägungen auch empirisch zeigt.

5.6   Fragenblock Personal- und Rekrutierungspolitik in der Mitarbeitendenbefragung

Der Fragenblock zur Säule IV Personal- und Rekrutierungspolitik ist recht wenig umfang-reich, da die in dieser Säule enthaltenen Aspekte schwerpunktmäßig Führungsaufgabe sind und daher von den Mitarbeitenden selbst nur eingeschränkt beurteilt werden können. Dennoch besteht auch hier zu einzelnen Aspekten die Möglichkeit, die Meinung und Einschätzung der Mitarbeitenden zu erfassen.

Der Schwerpunkt liegt auch in diesem Fragenblock auf der Einschätzung der aktuellen Situation am Arbeitsplatz bzw. in Bezug auf die eigene Einrichtung zu verschiedenen Aspekten der Säule IV Personal- und Rekrutierungspolitik. Weiterhin zielen die beiden anderen Fragen auf die Aspekte des demografischen Wandels und dessen Auswirkungen in der Einrichtung ab.

Die nachfolgende Abbildung veranschaulicht den entsprechenden Fragenblock zu Säule IV Personal- und Rekrutierungspolitik grafisch (⬛ Abb. 5.14).

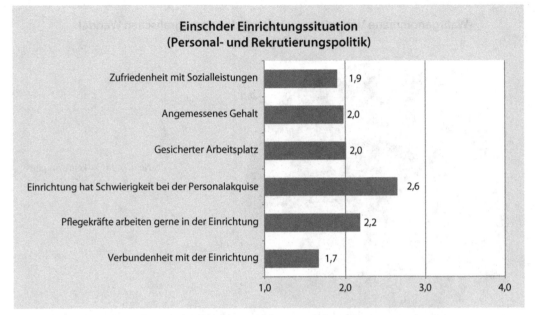

Einschder Einrichtungssituation (Personal- und Rekrutierungspolitik)

○ **Abb. 5.15** Bewertung der Situation am Arbeitsplatz in Bezug auf Personal- und Rekrutierungspolitik

■■ **Bewertung der Situation am Arbeitsplatz in Bezug auf die Personal- und Rekrutierungspolitik**

Befragt nach der aktuellen Situation an ihrem Arbeitsplatz in Bezug auf die Personal- und Rekrutierungspolitik geben die Mitarbeitenden des Krankenhauses Primus eine deutlich überdurchschnittliche Verbundenheit mit ihrer Einrichtung an (○ Abb. 5.15). Dieser Sachverhalt ist typisch für Pflegeeinrichtungen, im Gegensatz zu Unternehmen der freien Wirtschaft. Dieses hohe Potenzial in Bezug auf die Mitarbeitendenbindung bleibt jedoch in den meisten Einrichtungen ungenutzt. Durch das hohe Maß an Verbundenheit ließen sich beispielsweise auch Vorteile in Bezug auf die Gewinnung von neuen Mitarbeitenden durch Mund-zu-Mund-Propaganda gewinnen.

Häufig, besonders bei tarifgebundenen Trägern, herrscht zudem eine hohe Zufriedenheit mit der Vergütung, den weiteren Sozialleistungen, wie beispielsweise eine Zusatzversorgungskasse, und auch der Arbeitsplatzsicherheit.

Die Beurteilung der Frage, ob die Einrichtung Schwierigkeiten bei der Gewinnung von neuen Mitarbeitenden hat, wird sich voraussichtlich künftig noch verschärfen und ist auch für die Mitarbeitenden des Pflegedienstes direkt spürbar. Ist dieser Wert deutlich ausgeprägt, sollten entsprechende Maßnahmen im Bereich der Personalakquise und des Personalmarketings in die Wege geleitet werden.

■■ **Empfundenes Durchschnittsalter**

Um Aussagen über die Zusammenarbeit zwischen jungen und älteren Mitarbeitenden zu erhalten, ist es interessant, die Frage nach dem empfundenen Durchschnittsalter der Mitarbeitenden zu stellen. Diese Frage ist dabei optimalerweise nach Altersgruppen differenziert auszuwerten. Im Bereich der älteren Mitarbeitenden gibt die größte Gruppe an, dass das Durchschnittsalter der Mitarbeitenden genau richtig ist. Ein jeweils kleiner Teil gibt an, dass das Durchschnittsalter zu jung bzw. zu alt ist. In der vorliegenden Beispielbefragung gibt hingegen die Gruppe der jüngeren Mitarbeitenden eben-

5

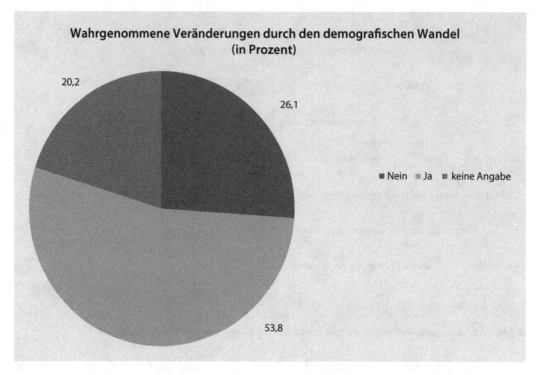

Wahrgenommene Veränderungen durch den demografischen Wandel (in Prozent)

20,2

26,1

■ Nein ■ Ja ■ keine Angabe

53,8

◻ **Abb. 5.16** Wahrgenommene Veränderungen durch den demografischen Wandel

falls mit einer deutlichen Mehrheit an, dass das Durchschnittsalter genau richtig ist, hingegen beschreibt auch eine Gruppe, dass das Durchschnittsalter zu alt ist.

■■ Wahrgenommene Veränderungen durch den demografischen Wandel

Werden die Teilnehmenden danach befragt, ob sie Veränderungen durch den demografischen Wandel wahrnehmen, gibt die deutliche Mehrheit an, dass sie Veränderungen wahrnimmt (◻ Abb. 5.16). Besonders der Aspekt der Arbeitsverdichtung wird hierbei häufig genannt durch mehr Stress, weniger Zeit für den Patienten, immer weniger Personal etc. Jedoch auch die Zunahme der Bürokratie wird in diesem Zusammenhang häufig genannt, da durch eine steigende Anzahl an Kunden auch der zugehörige Verwaltungs- und Dokumentationsaufwand steigt. Weiterhin wird in diesem Zusammenhang

häufig auch die Zunahme an multimorbiden und demenziell veränderten Kunden genannt, was ebenfalls zu einem steigenden Pflegebedarf führt und daher für die Mitarbeitenden täglich zu spüren ist.

5.7 Fragenblock Führung in der Mitarbeitendenbefragung

Der letzte Fragenblock widmet sich Säule V Führung. Auch in Bezug auf die Führungsarbeit wird zunächst der Ist-Stand in zwei Fragen ermittelt. Jedoch soll auch in diesem Fragenblock nicht nur die aktuelle Situation erhoben, sondern weiterhin auch der gewünschte Führungsstil ermittelt werden, um damit eine Form des indirekten Feedbacks an die überstellte Führungskraft zu erreichen.

Führung

14. Welche Eigenschaften beschreiben Ihrer Meinung nach den Führungsstil Ihres/r direkten Vorgesetzten besten? (Mehrfachnennungen möglich)

- ❑ Gleichberechtigt
- ❑ Streng
- ❑ Autoritär
- ❑ _____

- ❑ Freundschaftlich
- ❑ Auf Augenhöhe
- ❑ Klar und direkt
- ❑ _____

15. Wie empfinden Sie den Führungsstil des/der direkten Vorgesetzten in Bezug auf:

					Keine Angabe
Klare Kommunikation mit allen Mitarbeitern	❑	❑	❑	❑	❑
Rückmeldung über die geleistete Arbeit	❑	❑	❑	❑	❑
Anerkennung der persönlichen Leistung	❑	❑	❑	❑	❑
Unterstützung bei Problemen am Arbeitsplatz	❑	❑	❑	❑	❑

16. Welchen Führungsstil wünschen Sie sich von Ihrer/Ihrem direkten Vorgesetzten?

- ❑ Partnerschaftlich
- ❑ Klar und bestimmt
- ❑ Streng
- ❑ _____

- ❑ Dominant
- ❑ Beratend
- ❑ Kooperativ
- ❑ _____

Abb. 5.17 Fragenblock Führung der Mitarbeitendenbefragung

◘ Abb. 5.17 zeigt den entsprechenden Ausschnitt aus dem Fragenblock zu Säule V Führung.

■■ Führungsstil des direkten Vorgesetzten
Bei Fragen zur Führungskultur bedarf es ebenfalls eines hohen Maßes an Vertrauen der Mitarbeitenden, um entsprechend ehrliche Aussagen zu erhalten. Ist dies nicht gegeben, erhält der Auswertende meist sozial erwünschte Antworten, welche auf die Einrichtung ein positives Bild werfen, jedoch in manchen Fällen nicht der Realität entsprechen. Eine exemplarische Auswertung des Fragenblocks bildet die nachfolgende Abbildung (◘ Abb. 5.18). Die Ausprägungen der vier Fragen sind im oberen Mittelfeld und wenig differenziert, sodass sich daraus keinerlei Schlüsse ziehen lassen und entsprechend keine Maßnahmen abgeleitet werden können. Durch solche möglichen Analyseergebnisse wird zudem deutlich, dass eine mehrdimensionale Untersuchung des Ist-Standes unerlässlich ist, um durch eine Untersuchung der Einrichtung aus möglichst unterschiedlichen Perspektiven ein umfassendes Bild in Bezug auf die fünf Säulen des nachhaltigen Personalmanagements zu erreichen.

■■ Gewünschter Führungsstil des direkten Vorgesetzten
Eine interessante Untersuchung stellt der Vergleich der beiden Fragen nach dem vorhandenen und dem gewünschten Führungsstil dar. Es können sich hierbei Unterschiede zwischen den beiden Fragen zeigen, welche Rückschlüsse auf das Führungsverhalten ziehen lassen. Im Fall des Krankenhauses Primus wünschen sich die Mitarbeitenden meist einen kooperativen und beratenden Führungsstil. In den Ergebnissen der vorangegangenen Fragenblocks deckt sich dies mit dem vorhandenen meist kollegialen Betriebsklima.

Zentral ist jedoch in vielen Pflegeeinrichtungen und so auch in diesem Beispiel, dass sich Pflegekräfte eine klare und bestimmte Führungsarbeit wünschen (◘ Abb. 5.19). Der häufig vorhandene kumpelhafte Führungsstil entspricht

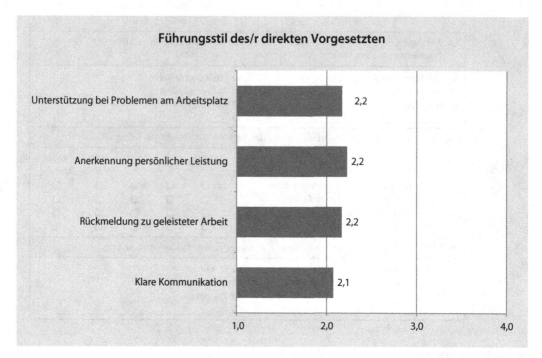

◘ **Abb. 5.18**   Führungsstil des direkten Vorgesetzten

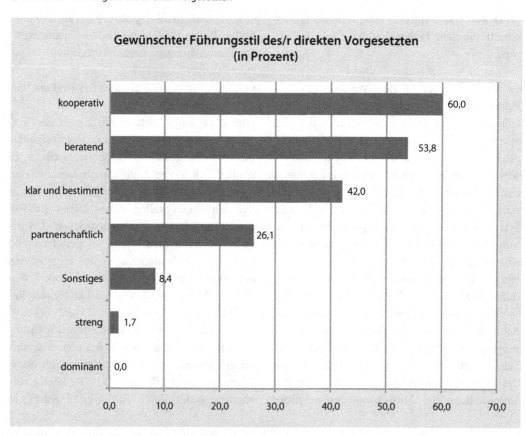

◘ **Abb. 5.19**   Gewünschter Führungsstil des direkten Vorgesetzten

nicht dem von den Mitarbeitenden gewünschten Führungsstil. Dies bedeutet selbstverständlich nicht, dass sich nun alle Leitungskräfte in der Pflege einen autoritären Führungsstil aneignen müssen, jedoch kann eine solche Aussage die Ergebnisse aus der Säule III Organisation und Arbeitsgestaltung unterstreichen, sodass eine klarere Führung auch positive Auswirkungen auf die Organisation und Arbeitsgestaltung hat.

Literatur

Friedrichs, J. (1980) Methoden empirischer Sozialforschung. Opladen: Westdeutscher Verlag

Hochstädter, D. (1996) Statistische Methodenlehre. Ein Lehrbuch für Wirtschafts- und Sozialwissenschaftler. Frankfurt am Main: Harri Deutsch

Oechsler, W. A. (2000) Personal und Arbeit. Grundlagen des Human Resource Management und der Arbeitgeber-Arbeitnehmer-Beziehungen. München: Oldenbourg

Polydor (Universal) (2012) Zwei Welten. Track 13: Irgendwer wird immer meckern

Schnell, R.; Hill, P. B.; Esser, E. (2008) Methoden empirischer Sozialforschung. München: Oldenbourg

Scholz, C. (2000) Personalmanagement. Informationsorientierte und verhaltenstheoretische Grundlagen. München: Vahlen

StatusQuoaus der Führungsbrille

» For someone on top of the world the view is not exactly clear. (Evita, 1996) «

Nachdem im vorangegangenen Kapitel die Mitarbeitenden im Rahmen der Ist-Analyse zu Wort kamen, wird im folgenden Kapitel die Perspektive der Führungskräfte untersucht. Aufgrund der Meta-Sicht der Führungskräfte wird so ein eher übergreifender Blick im Vergleich zur Perspektive der Mitarbeitenden selbst erreicht. Gerade der Perspektivwechsel im Rahmen der Ist-Analyse ist hierbei äußerst wichtig. Wie in den einleitenden Liedzeilen beschrieben ist es bei einer Person an der Spitze oft nicht einfach, einen anderen Blickwinkel einzunehmen. Genauso schwer ist jedoch häufig auch für Mitarbeitende, die Brille ihrer Führungskraft aufzusetzen. Daher empfiehlt sich die Berücksichtigung dieser unterschiedlichen Aspekte.

Die Befragung der Führungskräfte erfolgt zweidimensional via schriftlicher Befragung sowie in Form von strukturierten Interviews.

6.1 Durchführung der Führungskräftebefragung

Bei der Durchführung einer Ist-Analyse in Form von Interviews ist weit mehr zu beachten als die Gestaltung einer angenehmen Gesprächsatmosphäre. Um zum einen zielgerichtete Interviews zu führen, aber auch zwischen den verschiedenen Führungskräften eine Vergleichbarkeit der Befragungsergebnisse zu erreichen, sollte eine Befragung stets als halb-strukturiertes oder strukturiertes Interview erfolgen. (Mayer 2009: 37)

Somit sollte ein entsprechender Leitfaden, unter Berücksichtigung der zu untersuchenden Zielsetzung, vor der Durchführung der strukturierten Interviews ausgearbeitet werden. Aufgrund der meist zeitlichen Einschränkungen eines solchen Interviews sollte der erstellte Fragenkatalog jedoch nicht zu umfangreich sein und nur die zentralen zu untersuchenden Aspekte berücksichtigen.

■ ■ **Schwerpunkte der Führungskräftebefragung**
Auch bei der Führungskräftebefragung im Rahmen der Ist-Analyse für das 5-Säulen-Konzept wurden Schwerpunkte festgelegt, welche in den durchzuführenden Interviews vertiefend untersucht wurden. Diese Schwerpunkte sind Fragen zu den vorhandenen generationenorientierten Strukturen in der jeweiligen Einrichtung, dem Umgang zwischen jüngeren und älteren Mitarbeitenden sowie dem Verbesserungsbedarf in den fünf verwendeten Konzept-Bausteinen. Eine Darstellung des Leitfadens sowie dessen mögliche Ergebnisse sind den folgenden Unterkapiteln zu entnehmen.

Während der Durchführung der Interviews soll der entwickelte Leitfaden als Gerüst dienen, sodass ein detailliertes, individuelles Nachfragen möglich ist und nicht spezifische Gegebenheiten aufgrund einer starren Gesprächssituation vernachlässigt werden. Ergänzend zur Durchführung der halb-strukturierten qualitativen Interviews erfolgt eine Ist-Analyse auf Ebene der Führungskräfte mittels eines strukturierten Fragebogens, welcher sich jedoch vom Fragebogen der Mitarbeitendenbefragung deutlich unterscheidet.

■ ■ **Schriftliche Befragung der Führungskräfte**
Um die Bearbeitungszeit des Fragebogens für die Führungskräfte möglichst gering zu halten, eignen sich hierfür besonders sogenannte abgestufte Zustimmungsfragen, welche mit einer Skala von »0« (gar nicht) bis »3« (ja, vollständig) die aktuelle Situation in der Einrichtung in den fünf Konzept-Bausteinen bewertet. (Kallus 2010: 44) Zur Steigerung der Qualität der Befragung, sollte sowohl in Bezug auf die halb-strukturierten Interviews, als auch für den Fragebogen ein Pre-Test durchgeführt werden.

■■ Gesprächsatmosphäre als A und O

Im Rahmen der Durchführung der halb-strukturierten Interviews ist der Gestaltung der Gesprächsatmosphäre besondere Bedeutung zu schenken. Durch eine gute Gesprächsbeziehung zwischen Interviewer und Interviewtem steigt das Maß an Offenheit und Bereitschaft zur Erteilung von Informationen. (Friedrichs 1980: 216)

■■ Dokumentation der Führungskräfteinterviews

Zur Dokumentation des Interviews eignen sich verschiedene Instrumente, welche jedoch auch ihrerseits die Gesprächssituation beeinflussen. Der Mitschnitt einer Tonaufnahme erleichtert die vollständige Dokumentation und ermöglicht auch eine nachträgliche Sichtung des erhobenen Materials. Für den Interviewpartner kann jedoch ein solcher Gesprächsmitschnitt abschreckend wirken, da seine Antworten dokumentiert sind und damit die Gefahr einer nur eingeschränkten Vertraulichkeit besteht. Die schriftliche Dokumentation des Interviews durch Mitschriften umgeht dieses Problem, stellt jedoch den Interviewer vor das Problem, gleichzeitig Gesprächspartner und Protokollant zu sein. Die Hinzunahme eines externen Protokollanten als dritte Person kann sich ebenfalls störend auf die Gesprächsatmosphäre auswirken. Es bleibt im Individualfall zu entscheiden, welche Dokumentationsmethode als die geeignetste erscheint, da beispielsweise auch Faktoren, wie die bestehende Team- und Vertrauenskultur in einer Einrichtung, die Auswahl der Dokumentationsmethode beeinflussen.

Die dokumentierten Inhalte der halb-strukturierten Interviews werden im Anschluss an die durchgeführten Gespräche thematisch geclustert und zu zentralen, inhaltlichen Thesen verdichtet. Hierdurch lassen sich auch wiederholt auftretende Sachverhalte in den verschiedenen Gesprächen besser erkennen.

Die Auswertung des Fragebogens für die Führungskräfte erfolgt, wie bereits die Fragebö-

gen der Mitarbeitenden, mit Hilfe eines Tabellenkalkulationsprogramms.

6.2　Führungskräfte-Interviews

Wie bereits erläutert werden die Führungskräfte im Rahmen der halb-strukturierten Interviews zu spezifischen Teilaspekten des 5-Säulen-Konzeptes befragt.

■■ Status Quo im Gesundheitsmanagement

Im Bereich des Gesundheitsmanagements haben sich bereits einige Träger sehr gut aufgestellt, jedoch geben wiederum gerade viele kleine und mittelgroße Einrichtungen an, nur vereinzelte Maßnahmen anzubieten. Dies sind beispielsweise die Einrichtung von Ruhe- bzw. Pausenräumen oder die Durchführung von Gesundheitstagen. Über ein strukturiertes, strategisches Gesundheitsmanagement verfügen jedoch nur die wenigsten Einrichtungen, sodass präventive Maßnahmen oder auch entsprechende Führungsinstrumente wie ein Krankenrückkehrgespräch noch nicht nachhaltig oder zielgruppenspezifisch genutzt werden.

■■ Ist-Stand in Bezug auf den Bereich der Fort- und Weiterbildung

Weiterhin sollte der Ist-Stand in Bezug auf den Bereich der Fort- und Weiterbildung ermittelt werden. Häufig findet in den Einrichtungen und Diensten eine Mischung aus externen und internen Fort- und Weiterbildungsmaßnahmen statt, welche allen Mitarbeitenden des Pflegedienstes angeboten werden. Größere Träger haben zudem häufig die Möglichkeit, einen größeren Katalog an internen Veranstaltungen anzubieten bzw. auch Angebote des Trägers zu nutzen. Somit bietet sich den Mitarbeitenden eine größere Auswahlmöglichkeit, was jedoch nicht nur vorteilhaft sein kann.

In Bezug auf interne Fortbildungen konzentrieren sich diese thematisch meist auf die zu besuchenden Pflichtschulungen zur Hygiene, Erste Hilfe, Brandschutz etc. sowie einrichtungsindividuellen Bildungsmaßnahmen, wie beispielsweise Fachfortbildungen zu Krankheitsbildern, zur Wundversorgung oder zur Pflegedokumentation. Die Ermittlung des Fortbildungsbedarfs erfolgt in den meisten Einrichtungen im Rahmen des jährlichen Mitarbeitendengesprächs, sodass aus Zeitgründen meist kein gesondertes Personalentwicklungsgespräch geführt wird, sondern dieses in das allgemeine jährliche Mitarbeitendengespräch eingebettet wird.

Kritischer Faktor in Bezug auf Fort- und Weiterbildungen ist in den meisten Einrichtungen und Diensten die mangelhafte Motivation zur Teilnahme an solchen Veranstaltungen. Schulungen werden zunehmend als Pflichtveranstaltungen wahrgenommen, sodass eine sinkende Bereitschaft der Mitarbeitenden an entsprechenden Veranstaltungen deutlich wird. Verstärkt wird dies sicher auch dadurch, dass meist keine altersspezifische Fortbildungsmaßnahmen, wie beispielsweise im Rahmen eines strukturierten Freisetzungsmanagements vor dem Renteneintritt, angeboten werden oder gezielt der Wissensaustausch zwischen jüngeren und älteren Mitarbeitenden angeregt wird. Somit erfolgt Personalentwicklung häufig nach dem Gießkannenprinzip und wenig strukturiert, geschweige denn strategisch im Sinne der nachhaltigen Personalentwicklung.

■■ Ressource Einrichtungszugehörigkeit
Eine große Ressource vieler Einrichtungen und Dienste stellt die hohe Einrichtungszugehörigkeit der Mitarbeitenden dar. Befragt man Leitungskräfte nach den Gründen für dieses Ergebnis geben diese ein gutes Arbeitsklima, die Vergütung nach Tarif und die gute Ausstattung des Arbeitsplatzes an. Bei konfessionellen Trägern kann auch die Verbundenheit mit dem eigenen Glauben ein weiterer Faktor der Mitarbeitendenbindung sein.

■■ Rolle des Alters
Ebenfalls interessant ist die Einschätzung der Führungskräfte bezüglich der Wahrnehmung älterer Mitarbeitender in der Einrichtung, und ob diese eher als Behinderung oder Ressource angesehen werden. In den wenigsten Einrichtungen mündet eine benannte ressourcenorientierte Haltung in der gezielten Nutzung der strategischen Potenziale und des hohen Maßes an implizitem Wissen älterer Mitarbeitenden in entsprechende Konzepte des Wissensmanagement, wie beispielsweise Mentoring.

Einen Überblick über mögliche Fragen eines halb-strukturierten Interviews gibt die nachfolgende Tabelle (◘ Tab. 6.1).

6.3   Führungskräfte-Fragebogen

Parallel zur Durchführung der halb-strukturierten Interviews werden auch die Führungskräfte mittels eines Fragebogens zu den fünf Säulen des Konzepts befragt, um damit mögliche Verzerrungseffekte aus den persönlichen Interviews zu minimieren.

Die befragten Führungskräfte haben hierbei die Möglichkeit, die genannten Aussagen zu den fünf Säulen des Konzeptes in vier unterschiedlichen Ausprägungen zur Umsetzung in ihrer jeweiligen Einrichtung zu beantworten. Diese vier Antwortmöglichkeiten sind:

- ja, vollständig (3)
- ja, überwiegend (2)
- ja, ansatzweise (1)
- nein, gar nicht (0)

Jede Antwortmöglichkeit ist hierbei mit einem entsprechenden Punktwert von 0 bis 3 hinterlegt. Zur Anonymisierung im Rahmen der Datenauswertung lassen sich hierdurch einrichtungsübergreifende Durchschnittswerte bilden.

Liegt dieser Durchschnittswert über 2,4 ist die genannte Aussage als überdurchschnitt-

◘ Tab. 6.1 Auszug aus dem Fragenkatalog des halb-strukturierten Führungskräfteinterviews

1	Ist ein einrichtungsinterner Fort- und Weiterbildungskatalog (Inhouse) vorhanden?
2	Wie erfolgt die Einarbeitung von neuen Mitarbeitenden? (Grad der Strukturiertheit)
3	Wie erfolgt die Einarbeitung von Auszubildenden? (Grad der Strukturiertheit)
4	Welche Faktoren führen Ihrer Meinung nach zu der überdurchschnittlich hohen Betriebszugehörigkeit Ihrer Einrichtung?
5	Wie werden ältere Mitarbeitende in Ihrer Einrichtung wahrgenommen? (Ressource oder Behinderung)
6	Welche Rolle nehmen ältere Mitarbeitende in den Teams ein? (Kleingruppe oder Einheit)
7	Welches Verhältnis besteht in Ihrer Einrichtung zwischen älteren und jüngeren Mitarbeitenden?
8	Existiert in Ihrer Einrichtung ein Mentorenprogramm? Besteht Interesse an/Bereitschaft zu einem solchen Programm?
9	Existiert in Ihrer Einrichtung ein Freisetzungsmanagement? (Hilfe bei Renteneintritt? → Ehrenamt?!)
10	Bestehen Freistellungsregelungen für die Teilnahme an Fort-/Weiterbildungsmaßnahmen?
11	Welche Haltung hat Ihre Einrichtung zu Fort- und Weiterbildungen von älteren Mitarbeitenden? (»Lohnt sich eine Fortbildung noch?«)
12	In welcher der fünf Säulen sehen Sie den größten Handlungsbedarf in Ihrer Einrichtung? – Gesundheitsmanagement – Lebenslanges Lernen – Organisation und Arbeitsgestaltung – Generationenorientierte Personal- und Rekrutierungspolitik – Führung
13	Was würden **Sie sich** konkret in den fünf Säulen für Ihre Mitarbeitenden wünschen? (1 Beispiel pro Säule)
14	Was denken Sie, dass sich **Ihre Mitarbeitenden** in den fünf Bereichen wünschen?
15	Wie schätzen Sie die Kooperationsbereitschaft Ihrer Mitarbeitenden für das Projekt »Nachhaltiges Personalmanagement« ein? (Skala 1-10)

lich ausgeprägt zu bewerten. Bei einem Durchschnittswert zwischen 2,4 und 1,5 findet zwar eine Zustimmung zur genannten Aussage statt, jedoch bestehen noch Optimierungsbedarfe der einzelnen Instrumente. Sollte der errechnete Durchschnittswert hingegen unter 1,5 liegen, so besteht in Bezug auf diese Aussage Handlungsbedarf. Die genannte Dreigliederung der Durchschnittswerte ist mit einem klassischen Ampel-System aus dem Controlling (◘ Abb. 6.1) zu vergleichen.

■ ■ **Fragen zur Säule I Gesundheitsmanagement**
Zur Säule I Gesundheitsmanagement werden die Führungskräfte gebeten, nachfolgende Aussagen zu bewerten, inwieweit diese auf ihre Einrichtung bzw. Dienst zutreffen (◘ Tab. 6.2).

■ ■ **Ergebnisse der Führungskräftebefragung zu Säule I Gesundheitsmanagement**
In Bezug auf die Säule I Gesundheitsmanagement sind in den Einrichtungen und Diensten meist die Aussagen 1: »In unserer Einrichtung

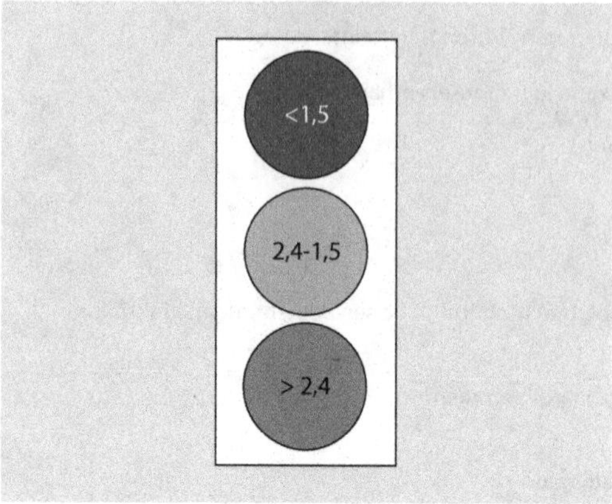

Abb. 6.1   Ampelsystematik zur Auswertung der Führungskräftebefragung

sind Konzepte umgesetzt, die Aspekte einer alternden Belegschaft in das betriebliche Gesundheitsmanagement und in die Einrichtungs-/ Trägerstrategie integrieren.« und 7: »Wir bieten den Mitarbeitenden verhaltenspräventive Maßnahmen an, um sie psychisch zu entlasten (z. B. Supervision).« deutlich unterdurchschnittlich ausgeprägt. Zu begründen ist dies dadurch, dass zum einen nicht alle Einrichtungen über ein betriebliches Gesundheitsmanagement verfügen oder dieses zum anderen nicht die spezifischen Aspekte einer alternden Belegschaft berücksichtigt, sondern allgemeine, Altersgruppen unspezifische Angebote intern und extern anbietet und durchführt.

Das Instrument der Supervision hat jedoch inzwischen in vielen Einrichtungen und Diensten Einzug gehalten, sodass dieses immer mehr genutzt wird. Weitere Instrumente zur psychischen Entlastung der Mitarbeitenden werden hingegen arbeitgeberseitig meist nicht angeboten.

Meist deutlich überdurchschnittlich wird der Bereich der Hilfsmittel zur körperlichen Entlastung in der Pflege genannt. Lifter, höhenverstellbare Betten oder andere meist technische Hilfsmittel stehen in den Einrichtungen in ausreichender Zahl zur Verfügung. In diesem Zusammenhang kritisch anzumerken ist jedoch,

dass das reine Vorhandensein entsprechender Hilfsmittel zur körperlichen Entlastung nicht ausreicht. Erst die konsequente und fachgerechte Nutzung unterstützt die körperliche Entlastung, sodass in diesem Zusammenhang die Führungskräfte gefragt sind, das Nutzungsverhalten in der Praxis zu beobachten und mit den Mitarbeitenden zu reflektieren.

Die nachfolgende Tabelle gibt einen Überblick über exemplarische Ergebnisse der Führungskräftebefragung zur Säule I Gesundheitsmanagement (**Tab. 6.3**).

Fragenblock zu Säule II Lebenslanges Lernen
Der Fragenblock zu Säule II Lebenslanges Lernen konzentriert sich schwerpunktmäßig auf den Bereich der Fort- und Weiterbildung. Die Führungskräfte werden jedoch zudem gebeten, Aussagen hinsichtlich ihrer Übereinstimmung mit der Einrichtung zu darüber hinaus gehenden Themenfeldern zu bewerten (**Tab. 6.4**).

Ergebnisse der Führungskräftebefragung zu Säule II Lebenslanges Lernen
Der Bedarf nach Fort- und Weiterbildung wird in den meisten Einrichtungen und Diensten seitens der Leitungskräfte gesehen, sodass ein Angebot an verschiedenen, externen wie internen Qualifizierungsmaßnahmen häufig vorhanden ist. Entsprechend fällt die Bewertung der Aussage 14 »Wir bieten unseren Mitarbeitenden Qualifizierungsmaßnahmen an.« deutlich überdurchschnittlich aus. Im Unterschied zu allgemeinen Qualifizierungsmaßnahmen verfügen jedoch derzeit noch wenige Einrichtungen über gezielte Karrierepfade im Rahmen einer strategischen Personalentwicklung. Haben hingegen Einrichtungen entsprechende Karriere- und Förderprogramme entwickelt, sind diese meist nach Altersgruppen differenziert und hinsichtlich einer lebenszyklusorientierten Personalentwicklung angepasst. Entsprechend positiv fällt die Bewertung der Aussage 10 »Einrichtungsinterne Karriere- und Förderprogramme

Tab. 6.2 Fragen des Führungskräftefragebogens zur Säule I Gesundheitsmanagement

1	In unserer Einrichtung sind Konzepte umgesetzt, die Aspekte einer alternden Belegschaft in das betriebliche Gesundheitsmanagement und in die Einrichtungs-/Trägerstrategie integrieren.
2	Wir überprüfen regelmäßig, z. B. als Aspekt der Gefährdungsbeurteilung, die Anforderungen und Belastungen am Arbeitsplatz und versuchen, Arbeitsplätze und Tätigkeiten ergonomisch und alter(n)sgerecht zu gestalten.
3	Das Arbeitsumfeld der Mitarbeitenden ist ergonomisch gestaltet.
4	Hilfsmittel zur körperlichen Entlastung stehen in ausreichender Menge zur Verfügung.
5	Hilfsmittel zur körperlichen Entlastung werden in der täglichen Praxis genutzt.
6	Wir bieten den Mitarbeitenden verhaltenspräventive Maßnahmen an, um sie körperlich bei ihrer Arbeit zu entlasten (z. B. Rückenschule).
7	Wir bieten den Mitarbeitenden verhaltenspräventive Maßnahmen an, um sie psychisch zu entlasten (z. B. Supervision).
8	Wie hoch schätzen Sie die Bedeutung folgender Beschwerden als Ausdruck arbeitsbedingter Erkrankungen für Ihre Einrichtung ein: Hautprobleme, Rücken- und Kreuzschmerzen, Infektionen, psychische Beschwerden etc.
9	Wie häufig klagen Ihre Mitarbeitenden über folgende Punkte: Störungen der Arbeitsabläufe, Störungen im Einrichtungsklima, Aggressivität der Bewohner, eingeschränkte Kommunikationsmöglichkeiten mit Bewohnern, mangelnde Anerkennung seitens der Angehörigen, Umgang mit depressiven und apathischen Bewohnern, zu hoher Zeitdruck bei der Arbeit, zu niedriger Personalschlüssel.

Tab. 6.3 Ergebnisse des Führungskräftefragebogens zur Säule I Gesundheitsmanagement

1	In unserer Einrichtung sind Konzepte umgesetzt, die Aspekte einer alternden Belegschaft in das betriebliche Gesundheitsmanagement und in die Einrichtungs-/Trägerstrategie integrieren.	0,9
2	Wir überprüfen regelmäßig, z. B. als Aspekt der Gefährdungsbeurteilung, die Anforderungen und Belastungen am Arbeitsplatz und versuchen, Arbeitsplätze und Tätigkeiten ergonomisch und alter(n)sgerecht zu gestalten.	1,9
3	Das Arbeitsumfeld der Mitarbeitenden ist ergonomisch gestaltet.	2,1
4	Hilfsmittel zur körperlichen Entlastung stehen in ausreichender Menge zur Verfügung.	2,8
5	Hilfsmittel zur körperlichen Entlastung werden in der täglichen Praxis genutzt.	2,3
6	Wir bieten den Mitarbeitenden verhaltenspräventive Maßnahmen an, um sie körperlich bei ihrer Arbeit zu entlasten (z. B. Rückenschule).	1,8
7	Wir bieten den Mitarbeitenden verhaltenspräventive Maßnahmen an, um sie psychisch zu entlasten (z. B. Supervision).	1,4
8	Wie hoch schätzen Sie die Bedeutung folgender Beschwerden als Ausdruck arbeitsbedingter Erkrankungen für Ihre Einrichtung ein: Hautprobleme, Rücken- und Kreuzschmerzen, Infektionen, psychische Beschwerden etc.	1,7
9	Wie häufig klagen Ihre Mitarbeitenden über folgende Punkte: Störungen der Arbeitsabläufe, Störungen im Einrichtungsklima, Aggressivität der Bewohner, eingeschränkte Kommunikationsmöglichkeiten mit Bewohnern, mangelnde Anerkennung seitens der Angehörigen, Umgang mit depressiven und apathischen Bewohnern, zu hoher Zeitdruck bei der Arbeit, zu niedriger Personalschlüssel.	1,8

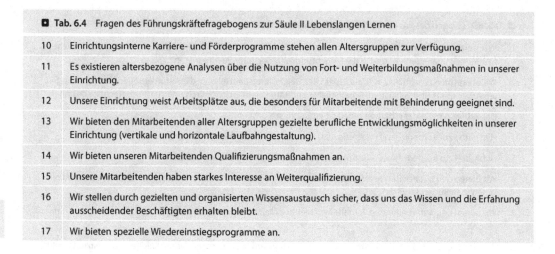

■ **Tab. 6.4**   Fragen des Führungskräftefragebogens zur Säule II Lebenslangen Lernen

10	Einrichtungsinterne Karriere- und Förderprogramme stehen allen Altersgruppen zur Verfügung.
11	Es existieren altersbezogene Analysen über die Nutzung von Fort- und Weiterbildungsmaßnahmen in unserer Einrichtung.
12	Unsere Einrichtung weist Arbeitsplätze aus, die besonders für Mitarbeitende mit Behinderung geeignet sind.
13	Wir bieten den Mitarbeitenden aller Altersgruppen gezielte berufliche Entwicklungsmöglichkeiten in unserer Einrichtung (vertikale und horizontale Laufbahngestaltung).
14	Wir bieten unseren Mitarbeitenden Qualifizierungsmaßnahmen an.
15	Unsere Mitarbeitenden haben starkes Interesse an Weiterqualifizierung.
16	Wir stellen durch gezielten und organisierten Wissensaustausch sicher, dass uns das Wissen und die Erfahrung ausscheidender Beschäftigten erhalten bleibt.
17	Wir bieten spezielle Wiedereinstiegsprogramme an.

stehen allen Altersgruppen zur Verfügung.« aus.

Im Gegensatz zu den obigen Werten deutlich unterrepräsentiert sind die Teilaspekte der Integration von Menschen mit Behinderung in Form von spezifischen Arbeitsplätzen, was im Bereich der Pflege häufig nur erschwert möglich ist. Ebenfalls minderausgeprägt ist der Bereich des Wissensmanagements, welches besonders im Bereich des Demografiemanagements den Austausch zwischen älteren, erfahreneren Mitarbeitenden und jüngeren Mitarbeitenden umfasst. In der Praxis kann ein solcher Austausch über Paten- oder Mentorenprogramme umgesetzt werden.

Ähnlich wie in vielen Bereichen der Gesundheits- und Sozialwirtschaft ist der Teilbereich des Controllings auf Einrichtungsebene häufig unterrepräsentiert, so auch in Bezug auf die Nutzung von Fort- und Weiterbildungsmaßnahmen. Gerade in Bezug auf eine strategische Personalentwicklung bedarf es einer systematischen Erfassung von durchgeführten Fort- und Weiterbildungsmaßen, welche neben personal- auch finanzwirtschaftliche Hintergründe bedient. Durch ein entsprechendes Wirkungscontrolling im Bereich der Personalentwicklung lässt sich weiterhin auch der unternehmerische Nutzen der besuchten Fort- und Weiterbildungsmaßnahmen erfassen.

Die nachfolgende Tabelle gibt einen Überblick über exemplarische Ergebnisse der Führungskräftebefragung zur Säule II Lebenslanges Lernen (■ Tab. 6.5).

■■ **Fragen zur Säule III Organisation und Arbeitsgestaltung**

Die Aussagen zu Säule III Organisation und Arbeitsgestaltung umfassen die in ▶ Kap. 3.3 beschriebenen drei Teilbereiche dieser Säule: Arbeitszeit, Arbeitsort und Arbeitsinhalt (■ Tab. 6.6).

■■ **Ergebnisse der Führungskräftebefragung zu Säule III Organisation und Arbeitsgestaltung**

Im Bereich Arbeitszeit verfügen viele Einrichtungen über entsprechende Dienstplanmodelle, im Rahmen derer den individuellen Bedürfnissen der Mitarbeitenden Rechnung getragen werden kann. Durch eine frühzeitige Planung der Dienste und damit Wunschmöglichkeiten der Mitarbeitenden unterstützt dies zudem die Work-Life-Balance der Mitarbeitenden. Durch die flachen Hierarchien auf Station bzw. im Wohnbereich lassen sich zudem auch kurzfristige Änderungen innerhalb des Teams lösen, so-

☐ Tab. 6.5 Ergebnisse des Führungskräftefragebogens zur Säule II Lebenslangen Lernen

10	Einrichtungsinterne Karriere- und Förderprogramme stehen allen Altersgruppen zur Verfügung.	2,4
11	Es existieren altersbezogene Analysen über die Nutzung von Fort- und Weiterbildungsmaßnahmen in unserer Einrichtung.	0,9
12	Unsere Einrichtung weist Arbeitsplätze aus, die besonders für Mitarbeitende mit Behinderung geeignet sind.	1,4
13	Wir bieten den Mitarbeitenden aller Altersgruppen gezielte berufliche Entwicklungsmöglichkeiten in unserer Einrichtung (vertikale und horizontale Laufbahngestaltung).	2,3
14	Wir bieten unseren Mitarbeitenden Qualifizierungsmaßnahmen an.	2,9
15	Unsere Mitarbeitenden haben starkes Interesse an Weiterqualifizierung.	1,6
16	Wir stellen durch gezielten und organisierten Wissensaustausch sicher, dass uns das Wissen und die Erfahrung ausscheidender Beschäftigten erhalten bleibt.	1,1
17	Wir bieten spezielle Wiedereinstiegsprogramme an.	1,7

☐ Tab. 6.6 Fragen des Führungskräftefragebogens zur Säule III Organisation und Arbeitsgestaltung

18	Im Austausch mit den Mitarbeitenden werden die persönlichen Belastungen angesprochen und wenn möglich Tätigkeiten entsprechend angepasst.
19	Wir gestalten die Arbeitszeit unserer Mitarbeitenden flexibel, um deren Alter sowie unterschiedliche Lebenssituation zu berücksichtigen.
20	Wir bieten besondere Schichtmodelle für ältere Mitarbeitende.
21	Unsere Personaleinsatzplanung reagiert flexibel auf unterschiedliche Arbeitsaufkommen, d. h., Arbeitsspitzen und Leerlaufzeiten werden möglichst vermieden.

dass die Aussage 19 »Wir gestalten die Arbeitszeit unserer Mitarbeitenden flexibel, um deren Alter sowie unterschiedliche Lebenssituation zu berücksichtigen.« entsprechend positiv bewertet wird.

Neben der Berücksichtigung der individuellen Bedürfnisse der Mitarbeitenden fließt auch das zu bewältigende Arbeitspensum in die Personaleinsatzplanung ein. In Bereich der Altenhilfe ergibt sich hierbei der Sonderfall, dass das zu bewältigende Arbeitspensum, in Form der Pflegestufen, direkten Einfluss auf die Personaleinsatzplanung nimmt. Daher ist auch Aussage 21 »Unsere Personaleinsatzplanung reagiert flexibel auf unterschiedliche Arbeitsaufkommen,

d. h., Arbeitsspitzen und Leerlaufzeiten werden möglichst vermieden.« meist überdurchschnittlich positiv bewertet.

Unterdurchschnittlich ausgeprägt ist hingegen Aussage 20 zu spezifischen Schichtmodellen für ältere Mitarbeitende. Nur die wenigsten Einrichtungen verfügen über altersdifferenzierte Schichtmodelle, im Rahmen derer beispielsweise ältere Mitarbeitende weniger häufig in Nachtdiensten eingeteilt sind, da die Umstellung von Tag- auf Nachtdienst gerade älteren Mitarbeitenden deutlich schwerer fällt als jüngeren.

Die nachfolgende Tabelle gibt einen Überblick über exemplarische Ergebnisse der Füh-

Tab. 6.7 Ergebnisse des Führungskräftefragebogens zur Säule III Organisation und Arbeitsgestaltung

18	Im Austausch mit den Mitarbeitenden werden die persönlichen Belastungen angesprochen und wenn möglich Tätigkeiten entsprechend angepasst.	1,9
19	Wir gestalten die Arbeitszeit unserer Mitarbeitenden flexibel, um deren Alter sowie unterschiedliche Lebenssituation zu berücksichtigen.	2,4
20	Wir bieten besondere Schichtmodelle für ältere Mitarbeitende.	1,1
21	Unsere Personaleinsatzplanung reagiert flexibel auf unterschiedliche Arbeitsaufkommen, d. h., Arbeitsspitzen und Leerlaufzeiten werden möglichst vermieden.	2,4

Tab. 6.8 Fragen des Führungskräftefragebogens zur Säule IV Personal- und Rekrutierungspolitik

22	Uns liegen aktuelle und differenzierte Personalstatistiken vor, aus denen die Altersstruktur der Mitarbeitenden sowie ihr Tätigkeitsfeld in unserer Einrichtung ersichtlich sind.
23	Bei unseren Personalentscheidungen achten wir auf einen ausgewogenen Altersmix im Einsatzbereich.
24	Uns gelingt es, durch entsprechende Anreize unsere Leistungsträger in der Pflege an unsere Einrichtung zu binden.
25	Es fällt uns leicht, Nachwuchskräfte zur Ausbildung zu gewinnen.
26	Es fällt uns leicht, Fachkräfte für unsere Einrichtung zu gewinnen.
27	Uns ist bekannt, wie unterschiedlich die demografische Entwicklung innerhalb Deutschlands verläuft und dass die Pflegebranche von deren Auswirkungen besonders betroffen sein wird.
28	Unsere Führungskräfte und Belegschaftsvertretenden setzen sich mit dem Thema »Alter und alternde Belegschaften« aktiv auseinander.
29	Uns ist bewusst, welcher Qualifizierungsbedarf sich aufgrund der demografischen Entwicklung in den nächsten Jahren in unserer Einrichtung ergibt.

rungskräftebefragung zur Säule III Organisation und Arbeitsgestaltung (■ Tab. 6.7).

■■ **Fragen zur Säule IV Personal- und Rekrutierungspolitik**

Sowohl der Bereich der Personalpolitik, als auch Aspekte der Rekrutierung bestimmen die Aussagen zur Säule IV Personal- und Rekrutierungspolitik, welche seitens der Führungskräfte zu bewerten sind (■ Tab. 6.8).

■■ **Ergebnisse der Führungskräftebefragung zu Säule IV Personal- und Rekrutierungspolitik**

Aufgrund dessen, dass die Ressource Personal besonders in der Gesundheits- und Sozialwirtschaft immer mehr zu einem knappen und da-

durch hoch geschätzten Gut wird, gewinnt die Säule IV Personal- und Rekrutierungspolitik zunehmend an Bedeutung. Dieser Umstand zeigt sich auch in den Ergebnissen der Führungskräftebefragung, da die Werte dieser Säule meist überdurchschnittlich ausgeprägt sind.

Besonders herausragend sind dabei die Aussagen 23 »Bei unseren Personalentscheidungen achten wir auf einen ausgewogenen Altersmix im Einsatzbereich.«, 27 »Uns ist bekannt, wie unterschiedlich die demografische Entwicklung innerhalb Deutschlands verläuft und dass die Pflegebranche von deren Auswirkungen besonders betroffen sein wird.« und 29 »Uns ist bewusst, welcher Qualifizierungsbedarf sich aufgrund der demografischen Entwicklung in den

◘ Tab. 6.9 Ergebnisse des Führungskräftefragebogens zur Säule IV Personal- und Rekrutierungspolitik

22	Uns liegen aktuelle und differenzierte Personalstatistiken vor, aus denen die Altersstruktur der Mitarbeitenden sowie ihr Tätigkeitsfeld in unserer Einrichtung ersichtlich sind.	2,1
23	Bei unseren Personalentscheidungen achten wir auf einen ausgewogenen Altersmix im Einsatzbereich.	2,5
24	Uns gelingt es, durch entsprechende Anreize unsere Leistungsträger in der Pflege an unsere Einrichtung zu binden.	1,9
25	Es fällt uns leicht, Nachwuchskräfte zur Ausbildung zu gewinnen.	2,1
26	Es fällt uns leicht, Fachkräfte für unsere Einrichtung zu gewinnen.	1,8
27	Uns ist bekannt, wie unterschiedlich die demografische Entwicklung innerhalb Deutschlands verläuft und dass die Pflegebranche von deren Auswirkungen besonders betroffen sein wird.	3,0
28	Unsere Führungskräfte und Belegschaftsvertretenden setzen sich mit dem Thema »Alter und alternde Belegschaften« aktiv auseinander.	1,7
29	Uns ist bewusst, welcher Qualifizierungsbedarf sich aufgrund der demografischen Entwicklung in den nächsten Jahren in unserer Einrichtung ergibt.	2,9

◘ Tab. 6.10 Fragen des Führungskräftefragebogens zur Säule V Führung

30	Wir fördern ein wertschätzendes Einrichtungsklima.
31	Wir ermutigen die Mitarbeitenden, sich an Entscheidungen und Maßnahmen zu beteiligen, die ihre Arbeit, ihren Arbeitsplatz und die Einrichtung betreffen.
32	Anweisungen durch Führungskräfte sind klar und eindeutig formuliert.
33	Die Zufriedenheit mit dem respektvollen Umgang zwischen den Hierarchieebenen wird in unserem Unternehmen ermittelt (z. B. durch Mitarbeitendenbefragungen).

◘ Tab. 6.11 Ergebnisse des Führungskräftefragebogens zur Säule V Führung

30	Wir fördern ein wertschätzendes Einrichtungsklima.	2,9
31	Wir ermutigen die Mitarbeitenden, sich an Entscheidungen und Maßnahmen zu beteiligen, die ihre Arbeit, ihren Arbeitsplatz und die Einrichtung betreffen.	2,9
32	Anweisungen durch Führungskräfte sind klar und eindeutig formuliert.	2,4
33	Die Zufriedenheit mit dem respektvollen Umgang zwischen den Hierarchieebenen wird in unserem Unternehmen ermittelt (z. B. durch Mitarbeitendenbefragungen).	1,7

nächsten Jahren in unserer Einrichtung ergibt.« Einrichtungen und Dienste achten bei Personalauswahl und -einsatz auch auf den Aspekt des Alters, um einen ausgewogenen Altersmix in den Pflegeteams zu erreichen, was sich in einer überdurchschnittlichen Bewertung der Aussage 23 »Bei unseren Personalentscheidungen achten wir auf einen ausgewogenen Altersmix im Einsatzbereich.« zeigt.

Das Bewusstsein über die Auswirkungen des demografischen Wandels besonders in der Pflegebranche ist in den Einrichtungen vorhanden, was häufig nicht zuletzt den bereits heute spürbaren Folgen in Form von Überalterung und schwieriger Personalgewinnung geschuldet ist, was die Bewertung der Aussage 27 zeigt.

Aufgrund der zunehmend schwierigeren Rekrutierung von Fach- und Führungskräften, ist den Einrichtungen und Diensten die steigende Bedeutung der Qualifizierung und damit der internen Rekrutierung von Fach- und Führungskräften bekannt. Aussage 29 belegt, dass eine begünstigende Haltung zu Aus-, Fort- und Weiterbildung in den meisten Einrichtungen vorhanden ist.

Die nachfolgende Tabelle gibt einen Überblick über exemplarische Ergebnisse der Führungskräftebefragung zur Säule IV Personal- und Rekrutierungspolitik (◘ Tab. 6.9).

■ ■ Fragen zur Säule V Führung

Die letzten vier Fragen des Führungskräftefragebogens widmen sich Säule V Führung und sind der nachfolgenden Tabelle zu entnehmen (◘ Tab. 6.10).

■ ■ Ergebnisse der Führungskräftebefragung zu Säule V Führung

Da die Führungskräfte selbst Stellung zum Thema Führung beziehen sollten, sind die fast gänzlich überdurchschnittlich bewerteten Aussagen kritisch zu betrachten und beispielsweise auch in Vergleich mit der Mitarbeitendenbefragungen zu setzen.

Die nachfolgende Tabelle gibt einen Überblick über exemplarische Ergebnisse der Führungskräftebefragung zur Säule V Führung (◘ Tab. 6.11).

Literatur

Friedrichs, J. (1980) Methoden empirischer Sozialforschung. Opladen: Westdeutscher Verlag

Kallus, K. W. (2010) Erstellung von Fragebogen. Wien: Facultas

Mayer, H. O. (2009) Interview und schriftliche Befragung. Entwicklung, Durchführung, Auswertung. München: Oldenbourg

Wb (Warner) (1996) Evita. Track 12: High Flying, Adored

SWOT und Portfolio – erhobene Daten auf den Punkt gebracht

» Schau mal von hier oben, macht das alles plötzlich Sinn. Doch so kommt es mir nicht immer vor, wenn ich da unten bin. (Laith Al-Deen, 2007) «

Nachdem in einer Einrichtung eine Vielzahl von Daten erhoben wurde, stellt sich stets die Frage, wie das ermittelte Datenmaterial zielführend aufbereitet werden kann, um daraus entsprechende Schlüsse für das künftige Handeln zu ziehen. Besonders im vorliegenden Fall, in welchem eine mehrdimensionale Erhebung des Ist-Stands durchgeführt wird, bedarf es eines Instruments, welches neben den Einzelauswertungen auch eine Ergebnisverdichtung ermöglicht. Hierzu eignen sich eine SWOT- sowie ein Portfolio-Analyse.

Diese beiden Analysen ermöglichen es, einen »Blick von oben« auf die Einrichtung zu werfen, denn durch das Einnehmen einer neuen Perspektive sieht man häufige Dinge und Details, welche einem zuvor noch gar nicht klar waren, wie dies auch Laith Al-Deen beschreibt.

7.1 Sammlung der zentralen Ergebnisse der Erhebungen

Nachdem die vorbereitenden Arbeiten und die Durchführung der Ist-Analyse abgeschlossen sind, beginnt die eigentliche Arbeit. Tabellenkalkulationsprogramme unterstützen die Auswertung der erhobenen Daten zwar, doch welche Schritte schließen sich an die Erstellung von Schaubildern und Tabellen an? Am Beispiel der Führungskräftebefragung werden die nachfolgenden Schritte verdeutlicht.

■■ **Ergebnisverdichtung am Beispiel der Führungskräftebefragung**
Als **zentrale Aussagen** der vorangegangenen exemplarischen Erhebung zu den fünf Säulen lassen sich folgende Ergebnisse festhalten:

In den Wertungsfragen des Fragebogens beurteilen die Führungskräfte die Arbeitsplatzausstattung in Form von Hilfsmitteln zur körperlichen Entlastung als sehr gut. Ebenfalls sehr positiv wird das Angebot an Karriere- und Förderprogrammen sowie an Qualifizierungsmaßnahmen bewertet. Im Bereich Personal- und Rekrutierungspolitik sind sich die Leitungskräfte über den demografischen Wandel und die daraus resultierenden Konsequenzen bewusst. In der Kategorie Führung beurteilen die Einrichtungs- und Pflegedienstleitungen die Förderung eines wertschätzenden Einrichtungsklimas und die Ermutigung der Mitarbeitenden zu aktiven Beteiligung an Entscheidungsprozessen besonders positiv. Große Potenziale sind somit in vier der fünf Konzept-Säulen benannt worden.

Die zusammengefassten Ergebnisse der größten Potenziale sind der nachfolgenden Abbildung (□ Abb. 7.1) mit einer Skala von »0« (gar nicht) bis »3« (ja, vollständig) zu entnehmen.

Auch im Bereich der defizitären Angaben der Führungskräfte-Fragebögen zeigen sich Übereinstimmungen mit den Aussagen aus den Interviews, da beispielsweise in der Konzept-Säule I Gesundheitsmanagement das Angebot an verhaltenspräventiven Maßnahmen (z. B. Supervision) unterdurchschnittlich bewertet wird. Ebenfalls negativ schneidet die Frage nach der Umsetzung eines spezifischen Gesundheitsmanagement-Konzeptes für ältere Mitarbeitende ab, da ein solches Konzept in den Einrichtungen noch nicht besteht. Die Kategorie mit den meisten defizitären Angaben stellt die Konzept-Säule II Lebenslanges Lernen dar, da die Führungskräfte den vorherrschenden Wissensaustausch zwischen den Mitarbeitenden als mangelhaft beurteilen. Auch führen nur wenige Einrichtungen und Dienste altersbezogene Analysen über Fort- und Weiterbildungsmaßnahmen durch.

Um die so gesammelten zentralen Aussagen auch grafisch zu veranschaulichen und damit auf einen Blick eine Übersicht über die potenzialträchtigen sowie defizitären Bereiche des 5-Säu-

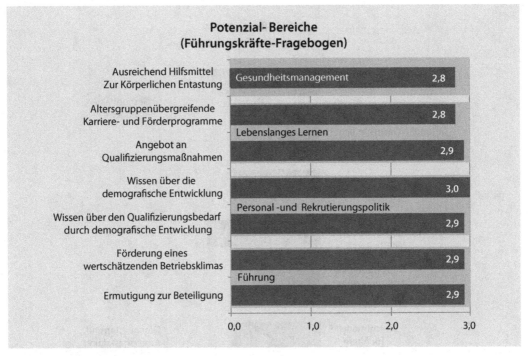

○ Abb. 7.1   Potenziale aus der Führungskräftebefragung (Fragebogen)

len-Konzepts nach Aussage der Führungskräfte basierend auf der Befragung mittels Fragebogen zu gewinnen, empfiehlt es sich, entsprechende Balkendiagramme mit den zentralen Aussagen zu erstellen.

Deutliche Defizite sind in drei der fünf Konzept-Säulen benannt worden; die nachfolgende Abbildung (○ Abb. 7.2) mit einer Skala von »0« (gar nicht) bis »3« (ja, vollständig) veranschaulicht dies grafisch.

Die so gewonnene übersichtliche Darstellung der Potenziale und Defizite aus der Führungskräftebefragung mittels Fragebogen lässt sich auch auf die anderen Analysen anwenden, um so verdichtet die jeweiligen Ergebnisse der Erhebung auf einen Blick vorliegen zu haben. Die Sammlung dieser zentralen Ergebnisse aus den verschiedenen Ist-Analysen bildet dabei die Grundlage für die im Folgenden beschriebene Zusammenführung der Ergebnisse sowie die weiterführende strategische Planung.

7.2   Zusammenführung der Ergebnisse in einer SWOT-Analyse

Die Ergebnisse, welche in den vorangegangenen Kapiteln ermittelt wurden, werden nun in Form einer SWOT-Analyse kumuliert und verdichtet. Ziel dieser Analyse ist es, die Unternehmensperspektive in Form von **Stärken (Strength)** und **Schwächen (Weakness)** mit **Chancen (Opportunities)** und **Gefahren (Treats)** der Umweltperspektive zusammenzubringen. (Steinmann, Schreyögg 2000: 158) Dazu werden die ermittelten zentralen Ergebnisse aus Kennzahlenanalyse, Mitarbeitendenbefragung sowie der Führungskräftebefragung (Interview und Fragebogen) zusammengetragen. Ebenfalls sollten diese zentralen Ergebnisse auch hinsichtlich ihrer Vereinbarkeit mit der Vision und Mission der Einrichtung bzw. des Trägers überprüft werden, da die Entwicklung einer nachhaltigen Personalstrategie nicht im luftleeren Raum erfolgt, sondern eng an die Gesamtstrategie gekoppelt werden sollte.

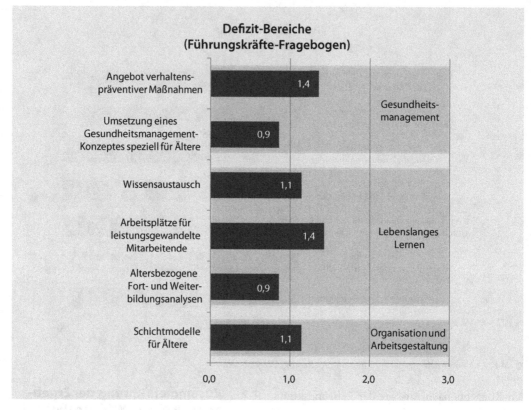

◼ Abb. 7.2   Defizite aus der Führungskräftebefragung (Fragebogen)

Werden alle erhobenen Ergebnisse der mehrdimensionalen Ist-Analyse zusammengeführt, ergibt sich im Rahmen der SWOT-Analyse ein ausgewogenes Bild aus Stärken, Schwächen, Chancen und Gefahren, welche nachfolgend näher erläutert werden.

◼◼ SO-Strategie (Stärken/Chancen)
Die innerhalb aller Erhebungsinstrumente stets wiederkehrende Stärke stellt die hohe Einrichtungszugehörigkeit der Mitarbeitenden dar. Da dieses Verbundenheitsgefühl der Mitarbeitendenbindung dient, ist damit ein hohes Potenzial für den Träger verbunden, welches es zu erhalten und auszubauen gilt. Eine weitere große Stärke der Einrichtung stellen das gute und kollegiale Einrichtungsklima und der daraus resultierende Teamzusammenhalt dar. Besonders unter

dem Aspekt des Wegfalls familiärer Strukturen (Buchinger 2010: 29) stellt diese Stärke auch eine Chance in der sich wandelnden Umwelt dar und ist daher im Bereich der SO-Strategie anzusiedeln und auszubauen. In diesem Zusammenhang ist ebenfalls die positiv bewertete ressourcenorientierte Haltung gegenüber älteren Mitarbeitenden zu sehen. Auch die Versorgung mit Hilfsmitteln wird in der Ist-Analyse als positiv bewertet. Da künftig die Zahl der multimorbiden sowie adipösen Kunden zunehmen wird, stellt die bereits heute gute Versorgung mit Hilfsmittel eine gute Basis für die Entwicklung des künftigen Kundenklientel dar. Neben der Unterstützung mit Hilfsmitteln gewinnt auch der Aspekt des Wissensmanagements zunehmend an Bedeutung, was jedoch hier ebenfalls positiv bewertet wird. Sowohl die Austauschmöglichkeiten zwischen jüngeren und älteren Mitarbeitenden und damit die Weitergabe vor allem des impliziten Wissens, als auch das Vorhandensein von Fort- und Weiterbildungsmöglichkeiten wird positiv hervorgehoben.

■■ ST-Strategie (Stärken/Gefahren)
Derzeit geben die Führungskräfte in der obigen Befragung an, keinerlei Probleme in Bezug auf die Rekrutierung von Fachkräften zu haben, was sich auch in der positiven Einstellungs- und Übernahmequote von Auszubildenden widerspiegelt. Diese Stärke in der Personalakquise sieht sich jedoch mit den Gefahren eines künftigen Fachkräftemangels (Buchinger 2010: 27) und einem gleichzeitig steigenden Pflegebedarf konfrontiert und ist somit in das Feld der ST-Strategie einzugliedern. Eine Stärke stellt die positive Bewertung des Entgeltes sowie der Sozialleistungen dar, welches der Gewinnung und Bindung der Mitarbeitenden als monetäres Element dienen kann. Weiterhin positiv ist die Krankheitsquote der älteren Mitarbeitenden und der Mitarbeitenden unter 30 Jahren. Aufgrund der zunehmenden Verdichtung und Beschleunigung von Arbeitsprozessen bedarf es hierbei einer gezielten Nutzung dieser Ressource unter gleichzeitiger Einführung entsprechender Präventionsmaßnahmen des Gesundheitsmanagements.

■■ WO-Strategie (Schwächen/Chancen)
Unterdurchschnittlich ausgeprägt hingegen sind aktuell die Informations- und Kommunikationsströme sowie die Möglichkeit zur Mitsprache und Einflussnahme, was sowohl die Mitarbeitenden als auch die Führungskräfte bemängeln. Durch den rasant wachsenden Markt der technologischen Entwicklungen und Innovationen im Bereich der Kommunikationsmittel, wie beispielsweise Social Networks und Web 2.0-Tools, stehen dieser Schwäche jedoch vielen Chancen durch die Einrichtungsumwelt gegenüber, so-

dass dieser Aspekt im Bereich der WO-Strategie zu verorten ist. Auch der Bereich des Gesundheitsmanagements ist bislang meist unterdurchschnittlich ausgeprägt, was jedoch bei der künftigen Zunahme multimorbider und adipöser Klienten mehr und mehr an Bedeutung gewinnen wird. Wie bereits dargestellt verfügen die meisten Einrichtungen zwar über ein entsprechendes Fort- und Weiterbildungsprogramm, jedoch erfolgt hierbei keine altersgruppenspezifische Differenzierung des Angebots und somit keine lebenszyklusorientierte Personalentwicklung, was aufgrund des zunehmenden Personalengpasses und dem steigenden Bedarf an Attraktivitätskriterien für derzeitige und künftige Mitarbeitende an Bedeutung gewinnen wird. Auch der Aspekt des Freisetzungsmanagements in Form von Austrittsinterviews oder auch der gezielten Begleitung von Mitarbeitenden in den Ruhestand findet in den meisten Einrichtungen nicht statt. Auch hier sind jedoch Chancen und ein Wettbewerbsvorteil gegenüber anderen Trägern zu sehen.

■■ WT-Strategie (Schwächen/Gefahren)
Der aktuell hohe Grad an physischer und psychischer Belastung der Arbeit im Pflegedienst wird in den kommenden Jahren durch die steigende Anzahl der Pflegebedürftigen und die gleichzeitige Arbeitsverdichtung zunehmen. Aufgrund dessen trifft die vorhandene Schwäche auf eine umweltbedingte Gefahr und kann daher der WT-Strategie zugeordnet werden. Äußerst kritisch ist die Fluktuationsquote zu sehen, da hierdurch nicht nur Unternehmenswissen verloren geht, sondern auch erneut Kosten für die Personalakquise und Einarbeitung neuer Mitarbeitender entstehen. Somit wird die hohe Bedeutung des im Rahmen der WO-Strategie erläuterten Freisetzungsmanagements erneut deutlich. Es zeigt sich zwar, dass die Übernahme- und Einstellungsquote der Auszubildenden große Stärken sind, jedoch bestehen Defizite im Bereich

Tab. 7.1 SWOT-Analyse der Ergebnisse der Ist-Analyse

		Umweltfaktoren	
		Chancen (Opportunities)	Gefahren (Threats)
Unternehmensfaktoren	**Stärken (Strengths)**	- Einrichtungszugehörigkeit - Kollegiales Einrichtungsklima - Verbundenheitsgefühl der Mitarbeitenden mit der Einrichtung und dem Träger - Versorgung mit Hilfsmitteln - Vorhandensein von Fort- und Weiterbildungsmöglichkeiten - Ressourcenorientierte Haltung gegenüber älteren Mitarbeitenden - Austauschmöglichkeiten zwischen jüngeren und älteren Mitarbeitenden	- Rekrutierung von Fach- und Leitungskräften - Einstellungsquote der Auszubildenden - Übernahmequote der Auszubildenden - Höhe des Entgelts und der Sozialleistungen - Krankheitsquote der älteren Mitarbeitenden und der unter 30-Jährigen
	Schwächen (Weaknesses)	- Möglichkeiten zur Mitsprache und Einflussnahme - Interner Informations- und Kommunikationsfluss - Strukturiertes Gesundheitsmanagement - Altersgruppenspezifische Fort- und Weiterbildungsmaßnahmen - Freisetzungsmanagement	- Grad an psychischen und körperlichen Belastung bei der Arbeit - Fluktuationsquote - Interner Führungskräftenachwuchs - Veränderungsbereitschaft, Offenheit, Flexibilität der Mitarbeitenden

des internen Führungskräftenachwuchses, was aufgrund der künftigen Verknappung von Personalressourcen auf dem Markt zunehmend an Bedeutung gewinnen wird. Der berühmte Satz »Das haben wir schon immer so gemacht.« kennzeichnet eine Branche und so auch die zentralen Ergebnisse dieser Ist-Analyse. Die Veränderungsbereitschaft, Offenheit und Flexibilität der Mitarbeitenden sind deutlich unterdurchschnittlich ausgeprägt, werden jedoch auf der anderen Seite mit dem medizinisch-technischen Fortschritt, der Arbeitsverdichtung und den Organisationsentwicklungsprozessen konfrontiert, sodass hier ein konfliktärer Zusammenhang entsteht, den es auszugleichen gilt.

All die beschriebenen zentralen Ergebnisse lassen sich kompakt in der Vier-Felder-Matrix der SWOT-Analyse abbilden und verdichten damit die Ergebnisse der Ist-Analyse (**Tab. 7.1).

7.3   Zusammenwirken der Säulen des Gesamtkonzepts

Wie dies bereits bei der Vorstellung der Säulen des Konzeptes deutlich wurde, greifen die einzelnen Säulen in vielen Punkten ineinander und beeinflussen sich gegenseitig. Beispielsweise bildet die ergonomische Gestaltung des Arbeitsplatzes oder die Nutzung von Hilfsmitteln sowohl einen Teilbereich der Säule I Gesundheitsmanagement als auch der Säule III Organisation und Arbeitsgestaltung. Somit wird der vernetzte und ganzheitliche Ansatz des 5-Säulen-Konzeptes noch einmal deutlich.

Entsprechend sind auch die verdichteten Ergebnisse der Ist-Analyse nicht isoliert zu betrachten, sondern stets im Kontext mit allen fünf Säulen des Konzeptes. Die unterschiedlich hohe Ausprägung des Handlungsbedarfs je nach Säule

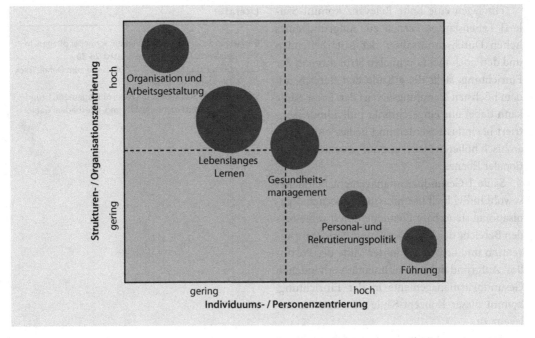

Abb. 7.3   Portfolio-Analyse der 5 Säulen

auf Basis der verdichteten Ergebnisse im Rahmen der SWOT-Analyse kann dabei durch eine Portfolio-Analyse verdeutlicht werden.

Ein solches Portfolio besteht ebenfalls aus einer Vier-Felder-Matrix mit den beiden Dimensionen »Strukturen-/Organisationszentrierung« und »Individuums-/Personenzentrierung«. Unter »Strukturen-/Organisationszentrierung« wird dabei verstanden, inwieweit die entsprechende Säule des Konzeptes durch die Organisation bzw. durch Strukturen der Organisation beeinflusst werden kann. Die entsprechende Ausprägung wird durch eine hohe bzw. niedrige vertikale Ausprägung (y-Achse) angegeben. Die zweite Dimension der »Individuums-/Personenzentrierung« beschreibt, inwieweit die entsprechende Säule durch eine einzelne Person, den Mitarbeitenden oder die Führungskraft beeinflusst werden kann. Auch hier werden die einzelnen Säulen hinsichtlich einer hohen oder niedrigen Achse überprüft und der zugehörige Wert auf der horizontalen Achse (x-Achse) abgetragen. Die Besonderheit

dieser Portfolio-Analyse ist jedoch die zusätzliche Abbildung des sich aus der Ist-Analyse ergebenden Handlungsbedarfs. Besteht ein hoher Handlungsbedarf in einer Säule, so ist deren Wert im Portfolio durch einen großen Kreis gekennzeichnet. Besteht hingegen nur geringer Handlungsbedarf oder verfügt die Einrichtung bereits über eine Vielzahl an Elementen und Instrumenten in der betreffenden Säule, so ist der zugehörige Wert der Säule durch einen kleinen Kreis gekennzeichnet.

Die nachfolgende Abbildung veranschaulicht eine entsprechende Portfolio-Analyse auf Basis der in den vorangegangenen Kapiteln erhobenen Ergebnisse (◧ Abb. 7.3).

Säule III Organisation und Arbeitsgestaltung lässt sich nur schwer von einer Einzelperson beeinflussen und muss auf Ebene der Gesamtorganisation optimiert werden. Da die Mitarbeitenden Mängel in diesem Bereich äußern, ergibt sich eine mittlere Relevanz.

Hingegen eine hohe Relevanz kommt Säule II Lebenslanges Lernen zu. Aufgrund eines hohen Durchschnittsalters der Mitarbeitenden und den noch nicht optimalen Strukturen in der Einrichtung, stellt diese Säule den Bereich mit dem höchsten Handlungsbedarf dar. Diese Säule kann dabei nur eingeschränkt individuumszentriert beeinflusst werden und bedarf einer hierarchisch höheren Steuerung auf gesamtorganisationaler Ebene.

Säule I Gesundheitsmanagement beinhaltet sowohl individuell beeinflussbare als auch organisational steuerbare Elemente durch seine beiden Bereiche der Verhaltens- und Verhältnisprävention und liegt somit in der Mitte des Portfolios. Aufgrund des nur rudimentär vorhandenen Gesundheitsmanagements in der Einrichtung, kommt dieser Konzept-Säule eine mittlere Relevanz zu.

Aktuell bestehen in der Beispiel-Einrichtung keine Probleme in der Personalakquise von Auszubildenden, Hilfs-, Fach- und Führungskräften. Somit kommt dieser Säule die geringste Relevanz zu, darf jedoch in den kommenden Jahren aufgrund des demografischen Wandels nicht außer Acht gelassen werden. Da der Gesamteinrichtung eine wesentliche Rolle im Personalmarketing zukommt, die Personal- und Rekrutierungspolitik jedoch eher individuumsgesteuert auf Ebene der Einrichtungsleitung erfolgt, ist diese Säule im rechten unteren Quadranten zu verorten.

Die Konzept-Säule »Führung« ist mit einer mittleren Relevanz zu bewerten, da diese die zentrale Steuerung der Einrichtung übernimmt und maßgeblich zum gesamten Personalmanagement beiträgt. Aufgrund der personellen Bindung an die einzelnen Mitarbeitenden der Führungsebene erfolgt deren Beeinflussung stark individuumszentriert.

Literatur

Buchinger, S. (2010) Schneller leben, schneller pflegen. In: Sozialwirtschaft, Ausgabe 6/2010: 26-30

Columbia d (Sony Music) (2007): Die Liebe zum Detail. Track 4: Die Liebe zum Detail

Steinmann, H.; Schreyögg, G. (2000) Management. Grundlagen der Unternehmensführung. Wiesbaden: Gabler

Handlungskonzepted er5 Säulen

8.1 Ernährung, Sport & Co. – Handlungskonzepte im Bereich des Gesundheitsmanagements

>> Quäl dich fit! Alle machen mit! Folter dich gesund! Wir werden bald hundertfünfzig Jahre alt. (Wise Guys, 2008) «

Säule I umfasst den Bereich des Gesundheitsmanagements. Gesundheiterhaltung und Gesundheitsförderung stellen dabei die zwei zentralen Bereiche dieser ersten Säule des Konzepts dar. Der Körperwahn und -kult, den auch die Wise Guys sehr schön ihn ihrem Lied »Quäl dich fit« beschreiben, nimmt zwar immer mehr zu, jedoch weniger aus gesundheitlichen und mehr aus ästhetischen Aspekten. Um jedoch langfristig in der Pflege arbeiten zu können, bedarf es gesundheitlicher Strategien zur eigenen Gesunderhaltung und Gesundheitsförderung.

Im nachfolgenden Kapitel werden einzelne Bereiche des Gesundheitsmanagements sowie deren praktische Umsetzung vorgestellt.

8.1.1 Perspektiven des Gesundheitsmanagements

Die Einführung eines betrieblichen Gesundheitsmanagements in der Pflege umfasst weit mehr als die Durchführung von rein präventiven Einzelmaßnahmen wie Entspannungs- oder Ernährungskursen mittels Gießkannenprinzip. (Siemann 2010: 36) Leider erfolgt in den meisten Einrichtungen und Diensten genau solch ein Vorgehen. Aufgrund steigender Krankheitsquoten und bezuschusster Maßnahmen wird versucht, Mitarbeitende mit allem, was der aktuelle Gesundheits- und Fitnessmarkt hergibt, zu missionieren – oft mit mäßigem Erfolg. Denn ganz im Ernst: Welche Pflegekraft, die um 5:00 Uhr aufgestanden ist, um sich für den Frühdienst anzuziehen, wird nach ihren acht Stunden im Dienst nachmittags noch voller Wonne die Hüf-

ten zu südamerikanischen Rhythmen in einem Zumba-Kurs kreisen lassen? Gerade durch den hohen Anteil an Frauen in der Pflege und deren unterschiedliche Rollen als Mitarbeitende, Hausfrau und Mutter ist der Spagat zwischen Berufs- und Privatleben für einige Frauen schwer zu meistern, sodass nur wenig Freizeit zwischen den Diensten bleibt. Entsprechend wenig werden erfahrungsgemäß pauschale Sportangebote seitens des Arbeitgebers genutzt, welcher am Schluss nur auf den Kosten sitzen bleibt.

■■ **Bedürfnisorientiertes Gesundheitsmanagement**
Im Rahmen eines nachhaltigen Personalmanagements bedarf es eines systematischen Vorgehens zur Implementierung eines betrieblichen Gesundheitsmanagements. Die konkreten Inhalte eines solchen Gesundheitsmanagements sollten dabei bedürfnisorientiert sein, wobei hierbei nicht allein den Bedürfnissen der Mitarbeitenden Rechnung getragen werden sollte, sondern auch die Bedürfnisse der Organisation zu berücksichtigen sind. So kann die Einführung des oben genannten Zumba-Kurses zweierlei Bedürfnisse befriedigen: mitarbeitendenseitig die Freude an Tanz und die Teilnahme an einer Trendsportart sowie unternehmensseitig die Förderung der Kondition und Ausdauer. In diesem Fall bedient ein entsprechender Kurs beide Ansprüche und bildet somit nicht nur für die Mitarbeitenden einen Ausgleich zur körperlich und psychisch anstrengenden Arbeit in der Pflege, sondern unterstützt gleichzeitig unternehmerische Ziele.

■■ **Gesundheitsmanagement im Gesamtkontext**
Des Weiteren bedarf die Einführung eines Gesundheitsmanagements eines strategischen Konzeptes, welches sich durch eine entsprechende Einbettung der Ziele und Bedarfe in ein Gesamtkonzept zeigt. (Titze 2010: 32)

Es lassen sich bei einem nachhaltigen Gesundheitsmanagement **vier Perspektiven** diffe-

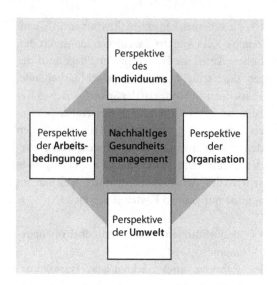

Abb. 8.1 Perspektiven des nachhaltigen Gesundheitsmanagements

renzieren, welche der nachfolgenden Abbildung (**Abb. 8.1**) zu entnehmen sind.

■■ **Perspektive des Individuums**

Wie im vorangegangenen Abschnitt bereits erläutert, bildet der Ansatz der Bedürfnisorientierung die Grundlage eines nachhaltigen Gesundheitsmanagements. Hierbei steht zentral der Mitarbeitende als erste Perspektive im Mittelpunkt der konzeptionellen Gestaltung. Da die Mitarbeitenden selbst die Teilnehmenden eines möglichen Gesundheitsmanagements sind, nutzt es nichts, sportphysiologisch sinnvolle Kurse zu konzipieren, wenn in der späteren Umsetzung keine Teilnehmenden anwesend sind.

■■ **Perspektive der Organisation**

Weiterhin muss auch die Perspektive der Organisation berücksichtigt werden. Dies umfasst hierbei Organisation in doppeldeutiger Weise. Zum einen sollten die Bedürfnisse der Organisation im Sinne der Einrichtung im Fokus sein, sodass Ansprüche des Unternehmens an die Mitarbeitenden formuliert werden sollten, um diese ebenfalls in die möglichen Maßnahmen

einfließen zu lassen. Zum anderen sollte auch die organisatorische Gestaltung der angebotenen Instrumente und Maßnahmen erfolgsversprechend sein. Angefangen bei der Wahl der Zeitfenster für Sportkurse bis hin zu verlängerten Öffnungszeiten in der Kantine, sodass Mitarbeitende auch nach dem Frühdienst noch die Möglichkeit haben, ein gesundes Mittagessen zu sich zu nehmen.

■■ **Perspektive der Umwelt**

Als dritte Perspektive sei die Umwelt genannt, welche selbstverständlich ebenfalls Einfluss auf das nachhaltige Gesundheitsmanagement nimmt. Dies können beispielsweise neue Trendsportarten sein oder auch die Umwelt im Sinne der Angehörigen des Mitarbeitenden, welchen unter zu definierenden Bedingungen beispielsweise ebenfalls Zugang zu den Angeboten des nachhaltigen Gesundheitsmanagements gewährleistet werden kann. Hierdurch steht nicht nur der Aspekt der Gesunderhaltung und Gesundheitsförderung im Mittelpunkt, sondern auch die Mitarbeitendenbindung durch die Steigerung der Verbundenheit der Mitarbeitenden mit ihrem Arbeitgeber.

■■ **Perspektive der Arbeitsbedingungen**

Die vierte und letzte Perspektive stellen die Arbeitsbedingungen dar. Auch hier sind diese in zweifacher Weise zu berücksichtigen. Häufig wird das Argument der zu geringen Besetzung auf Station vorgeschoben, um nicht an entsprechenden Kursen teilnehmen zu müssen – ähnlich wie im Bereich der Fortbildung. Es gilt somit im Bereich des Dienstplanmanagements, die Teilnahme an entsprechenden Veranstaltungen für die Mitarbeitenden zu ermöglichen. Weiterhin ist diese Perspektive auch in engem Zusammenhang mit Säule III Organisation und Arbeitsgestaltung zu sehen, da Elemente wie eine gesundheitsförderliche Dienstplanung oder die Gestaltung des Arbeitsplatzes weitere Elemente eines nachhaltigen Gesundheitsmanagements darstellen.

8.1.2 Die Qual der Wahl

Um eine ganzheitliche Konzeption zu ermöglichen und dafür zu ermitteln, welche Maßnahmen den verschiedenen Perspektiven und damit Bedürfnissen gerecht werden, werden die in den vorangegangenen Kapiteln beschriebenen mehrdimensionalen Erhebungen der Ist-Analyse genutzt.

■■ **Kontinuierliche Überarbeitung und Reflexion des Konzeptes**

Um jedoch auch in diesem Zusammenhang Nachhaltigkeit zu praktizieren, sollte nicht nur auf eine einmalige Ist-Analyse zurückgegriffen werden, sondern auch künftig eine Weiterentwicklung des Konzeptes angestrebt werden. Ein Instrument hierfür sind beispielsweise die regelmäßig stattfindenden Mitarbeitendengespräche, im Rahmen derer die Bedürfnisse der Mitarbeitenden erhoben werden können sowie eine gemeinsame Reflexion der bisherigen Implementierung des Konzeptes sowie der genutzten Teilbereiche durch den jeweiligen Mitarbeitenden erfolgen kann. Im Rahmen dieses Gesprächs können individuelle Wünsche und Ziele sowohl seitens des Mitarbeitenden als auch aus Sicht der Führungskraft bzw. der Organisation besprochen werden. Ziel ist es dabei, ein für beide Seiten konstruktives Gespräch zu führen, im Rahmen dessen auch Defizite in Bezug auf einzelne Säulen des Konzeptes, wie beispielsweise die Arbeitsbedingungen oder die vorliegende Organisationsstruktur, offen kommuniziert werden können. Auf diese Weise erfolgt ein aktiver Einbezug aller Mitarbeitenden in die Bedarfsermittlung des Konzeptes und somit eine kontinuierliche Weiterentwicklung. Ein weiterer Vorteil des aktiven Einbezugs der Mitarbeitenden ist die Steigerung der Compliance bei der Umsetzung der geplanten Maßnahmen. Da die Mitarbeitenden selbst Einfluss auf die Auswahl und Rahmenbedingungen der Instrumente des Konzeptes nehmen können, werden mögliche anfängliche Widerstände aufgegriffen und deren Gründe ermittelt. Dadurch fühlen sich die Mitarbeitenden mit ihren Bedenken ernst genommen und die Transparenz des neuen Konzepts wird erhöht. Dies führt wiederum zu einer verbesserten Inanspruchnahme von angebotenen Hilfsangeboten sowie einer höheren Teilnahme an entsprechenden Fort- und Weiterbildungsmaßnahmen.

■■ **Instrumente der Säule I Gesundheitsmanagement**

Säule I Gesundheitsmanagement bietet Einrichtungen und Diensten hierbei eine Vielzahl an Möglichkeiten, welche an dieser Stelle nicht vollständig aufgelistet werden, sondern vielmehr zielgerichtet eine entsprechende Auswahl in den nachfolgenden Unterkapiteln vorgestellt werden soll. Einen Überblick über die vorgestellten Instrumente und Maßnahmen bietet bereits die nachfolgende Tabelle (◻ Tab. 8.1).

Die entsprechenden Instrumente werden hierbei nach **drei Kategorien** differenziert betrachtet. Zum einen wird der **Zeithorizont** bis zur bzw. während der Maßnahme berücksichtigt, da erst eine Kombination aus kurz-, mittel- und langfristigen Instrumenten ein nachhaltiges Gesundheitsmanagement absichert. Es können beispielsweise recht kurzfristig Ernährungskurse für Mitarbeitende angeboten werden, hingegen bedarf es für eine Lehreinheit zur eigenen Gesundheit im Rahmen der Pflegeausbildung einer größeren Vorbereitung. Die Optimierung von Arbeitsabläufen und Prozessen kann häufig nur langfristig erreicht werden. Durch dieses Beispiel wird deutlich, dass eine Maßnahmenauswahl hinsichtlich des zeitlichen Umsetzungskriteriums auch für die Organisation und deren Mitarbeitende ebenfalls sinnvoll ist und nicht kurzfristig möglichst viele Maßnahmen eingeführt werden sollen.

Als weiteres Differenzierungskriterium wird die jeweilige **Ebene des Instruments** berücksichtigt. Manche Instrumente sollten und können

◩ Tab. 8.1 Elemente des nachhaltigen Gesundheitsmanagements

Instrument	Zeithorizont			Ebene		Zielgruppe		
	kurzfristig	mittelfristig	langfristig	Träger	Einrichtung	Jüngere	Ältere	Alle
Ernährungs-, Entspannungskurse, Gesundheitszirkel	☑	☐	☐	☐	☑	☐	☐	☑
Regelmäßige Mitarbeitendengespräche	☐	☑	☐	☐	☑	☐	☐	☑
Themenfeld »Eigene Gesundheit« in der Ausbildung	☐	☑	☐	☑	☐	☑	☐	☐
Personalauswahlprozess der Auszubildenden hinsichtlich gesundheitlicher Eignung	☐	☑	☐	☐	☑	☑	☐	☐
Technische Hilfsmittel zur körperlichen Entlastung	☐	☑	☐	☐	☑	☐	☐	☑
Krankenrückkehrgespräche und Eingliederungsmanagement	☑	☐	☐	☑	☐	☐	☐	☑
Pflegetandems zur körperlichen Entlastung	☐	☑	☐	☐	☑	☐	☐	☑
Team-Gespräche und Supervisionen zur psychischen Entlastung	☑	☐	☐	☐	☑	☐	☐	☑
Unterstützung der gesunden Ernährung durch Gratisverpflegung mit Obst, Säften und Mineralwasser	☑	☐	☐	☐	☑	☐	☐	☑
Unterstützung einer gesundheitsförderlichen Unternehmenskultur	☐	☐	☑	☑	☑	☐	☐	☑
Optimierung der Arbeitsabläufe und der Arbeitsplatzgestaltung	☐	☐	☑	☐	☑	☐	☐	☑
Möglichkeiten zur Beteiligung	☐	☑	☐	☑	☑	☐	☐	☑

8

auf Einrichtungsebene eingeführt werden, wobei selbstverständlich stets andere Einrichtungen und Dienste eines Trägers hiervon ebenfalls profitieren können. Andere Instrumente hingegen müssen auf Ebene des Trägers angestoßen und umgesetzt werden. Als Instrument auf Einrichtungsebene seien beispielsweise Ernährungskurse genannt. Selbstverständlich können auch Mitarbeitende anderer Einrichtungen an einem solchen Kurs teilnehmen, jedoch besteht grundsätzlich die Möglichkeit der Durchführung eines entsprechenden Kurses auf Ebene der Einrichtung, ohne dass es detaillierter Freigaben seitens des Trägers bedarf. Die bereits genannte Lehreinheit zur eigenen Gesundheit im Rahmen der Pflegeausbildung hingegen muss auf Ebene des Trägers thematisiert werden, da die Einsatzplanung der Auszubildenden gegebenenfalls zentral gesteuert wird oder es auch eines Abstimmungsprozesses mit der zuständigen Berufsfachschule bedarf.

Als letztes Differenzierungskriterium sei die **Zielgruppe** genannt. Hierbei wird pauschal zwischen jüngeren und älteren Mitarbeitenden differenziert sowie bezüglich Angeboten, welche ohne eine Altersdifferenzierung angeboten werden können. So können beispielsweise Ernährungskurse für alle Mitarbeitende angeboten werden, da die Grundlagen der Ernährungslehre für alle Altersgruppen gleichermaßen gelten. Selbstverständlich ließe sich auch hier eine Differenzierung nach Altersgruppen zu gezielten, altersspezifischen Themenfeldern im Zusammenhang mit dem Thema Ernährung durchführen. Das Instrument der Lehreinheit zur eigenen Gesundheit im Rahmen der Pflegeausbildung richtet sich hingegen vorrangig an jüngere Mitarbeitende, da die Mehrzahl der Auszubildenden jüngeren Alters ist.

8.1.3 Früh übt sich – gesundheitsförderliche Ausbildung

Frei nach dem Motto »Früh übt sich« – sollten Maßnahmen zur individuellen Gesundheitsför-

derung schon in der Ausbildung gefördert werden, um damit den Grundstein für die weitere gesundheitsverantwortliche Haltung zu legen. Anzuraten ist im Rahmen der Ausbildung ein eigenes Themenfeld zur eigenen Gesundheit zu implementieren. Im Rahmen dieser Lehreinheit lernen die Auszubildenden mit der Ressource »eigener Körper« zu haushalten. Es sollten hierbei typische Erkrankungen von Pflegekräften, wie:

- Bandscheibenvorfall,
- HWS-Beschwerden,
- Allergien, aber auch
- Burn-out

thematisiert werden. Es gilt dabei, auf häufige Krankheitsbilder der Pflegenden aufmerksam zu machen sowie den Auszubildenden frühzeitige Präventionsmaßnahmen aufzuzeigen. Hierbei eignet sich auch ein handlungspraktischer Unterricht in enger Zusammenarbeit mit den Praxisanleitern und Mentoren, um nicht nur theoretisches Wissen aus der Krankheitslehre zu vermitteln, sondern auch Übungen gemeinsam durchzuführen. Hilfreich ist zudem, solche Themenblöcke nicht nur zu Beginn der Pflegeausbildung einmalig durchzuführen, sondern in regelmäßigen Abständen zu wiederholen, sodass das Bewusstsein für ein gesundheitsförderliches Arbeitsverhalten bereits frühzeitig eingeübt und verinnerlicht werden kann. So kann beispielsweise ein jährlicher Tag der eigenen Gesundheit durchgeführt werden, an welchem beispielsweise auch Fach- und Hilfskräfte teilnehmen können.

▪▪ Gesundheitsbewusstsein im Alltag als Zielsetzung

Das Thema der eigenen Gesundheit sollte jedoch nicht in die Schublade der einmal jährlich durchgeführten Erlebnistage gesteckt werden, sondern kontinuierlich in den Arbeitsalltag der Auszubildenden einfließen. Die Verantwortung für die Umsetzung und Weiterentwicklung in der Einrichtung liegt bei den Praxisanleitern, welche sich ihres Vorbildcharakters bewusst sein müssen. Somit sollte auch in Lehreinheiten auf dem Wohnbereich bzw. auf Station das Thema der eigenen Gesundheit, ob im Zusammenhang mit dem rückenschonenden Arbeiten oder dem Selbstschutz durch die Einhaltung entsprechender Hygienerichtlinien, präsent sein. Auf diese Weise werden schon früh die persönlichen und sozialen Kompetenzen neben der fachlichen Qualifikation in der Ausbildung geschult.

■■ Grundsätzliche gesundheitliche Eignung
Neben der Gesundheitserhaltung durch einen entsprechenden Themenblock im Rahmen der Pflegeausbildung bedarf es ebenfalls bereits vor der Einstellung der Auszubildenden einer entsprechenden Prüfung der gesundheitlichen Eignung für den angestrebten Beruf in der Pflege. Neben der regulären Untersuchung seitens des Betriebsarztes sollten auch im Rahmen des Bewerbungsgesprächs die Bewerbenden auf die hohe Bedeutung der eigenen Gesunderhaltung aufmerksam gemacht werden, sodass der verantwortliche Umgang mit den Themen Gesundheit und Krankheit nicht nur im Zusammenhang mit den anvertrauten Klienten zu berücksichtigen ist, sondern auch für die eigene Person gilt. Durch die hohe physische und psychische Belastung der Tätigkeit im Pflegedienst sollte somit auch im Personalauswahlprozess der Auszubildenden darauf geachtet werden, dass diese dem Beruf und auch den entsprechenden gesundheitlichen Anforderungen gewachsen sind. (Bausch-Weiß, Lazar, Mertens 2005: 263) So plakativ es klingen mag, so viel Wahres beinhaltet dennoch die Aussage, dass die **Auszubildenden von heute die älteren Pflegekräfte von morgen** sind, sodass ein nachhaltiges Gesundheitsmanagement schon frühzeitig beginnen sollte.

■■ Gesundheitsmanagement als Attraktivitätsfaktor
Die Vorteile dieser Maßnahmen auf der Ebene der Auszubildenden sind eine Steigerung des Images der Einrichtung und damit eine höhere Anzahl an Bewerbungen sowie ein Senken der Fluktuationsquote der Auszubildenden durch eine erhöhte Arbeitgeberattraktivität. Langfristig wird zudem Krankheitsbildern wie beispielsweise dem Burn-out-Syndrom, welches in der Sozialwirtschaft weit verbreitet ist, vorgebeugt.

8.1.4 Die Klassiker des Gesundheitsmanagements

Zu den Klassikern im Gesundheitsmanagement zählen sicher technische Hilfsmittel wie Lifter, höhenverstellbare Betten und Co. Die steigende Arbeitsverdichtung und der Anstieg der körperlichen und psychischen Belastung sind weiterhin Gründe für den Einsatz entsprechender Hilfsmittel in der Pflege. Hierdurch kann zumindest die physische Belastung reduziert werden.

■■ Vorhandene Hilfsmittel nutzen statt lagern
Die meisten Einrichtungen verfügen zwar über entsprechende Hilfsmittel, kritisch hingegen ist die regelmäßige Nutzung dieser Instrumente. Im Alltag wird der Gang zum Lagerraum für Pflegehilfsmittel oft zur Marathonstrecke, welche nur unter großer Anstrengung überwunden wird und somit das übliche Vorgehen ohne Nutzung des Hilfsmittels praktiziert wird. Dass solche Hilfsmittel Teile eines nachhaltigen Gesundheitsmanagements sind, ist hierbei vielen Pflegekräften nicht klar. Auch dass die Anwendung von Pflegehilfsmitteln nicht allein der eigenen Gesunderhaltung dient, sondern auch vielfach für den Klienten angenehmer sein kann, da nicht mit aller Kraft an ihm herumgezerrt und gezogen wird, ist vielen Mitarbeitenden nicht bewusst. Daher sollte die Nutzung von Hilfsmitteln in den Pflegealltag integriert werden, sodass der Gang in den Lagerraum ganz selbstverständlich wird.

Kursangebote

Weitere Klassiker der Säule I Gesundheitsmanagement sind Ernährungs- und Entspannungskurse sowie Gesundheitszirkel. Im Falle von Ernährungs-, Sport- und Entspannungskursen besteht die Möglichkeit, Kooperationsvereinbarungen mit Krankenkassen abzuschließen, sodass hierbei nicht nur eine finanzielle Unterstützung für die Einrichtung bzw. den Träger erfolgen kann, sondern auch eine Hilfe bei der Suche nach geeigneten Trainern und Coachs. In manchen Fällen werden jedoch Sportkurse nicht genutzt, da die Mitarbeitenden nicht auch noch in ihrer Freizeit an einem Sportkurs in der Einrichtung oder mit allen Kollegen teilnehmen möchten. In einem solchen Fall kann auch der Abschluss eines Kooperationsvertrags mit einem ortsansässigen Fitness-Studio oder einer größeren Fitness-Studiokette hilfreich sein, da sich so der Mitarbeitende selbst seinen individuellen Trainingsplan oder spezifische Kurse auswählen kann.

Gesundheitszirkel

Gesundheitszirkel sind als Maßnahme des Gesundheitsmanagements häufig unterschätzt und werden in der Öffentlichkeit häufig als netter Kaffeeplausch während der Arbeitszeit verstanden. Dem ist jedoch nicht so. Gerade durch die Mitarbeitenden auf Station können im Rahmen eines solchen Gesundheitszirkels vielfältige Lösungsansätze entwickelt werden oder auf entsprechende Problemstellungen aufmerksam gemacht werden, welche in der Praxis akut sind. Durch die Brille der Basis fallen hierbei deutlich andere Sachverhalte auf, wie dies beispielsweise aus der Sicht der jeweiligen Pflegedienstleitung der Fall sein kann. Wichtig ist jedoch im Zusammenhang mit Gesundheitszirkeln, dass diese auch seitens der Leitungsebene akzeptiert und ernst genommen werden, sodass Gesundheitszirkel auch eine Form der Mitarbeitendenbeteiligung darstellen. Nur wenn die Mitglieder des Gesundheitszirkel das Gefühl erhalten, in ihren Anregungen und angesprochenen Themen ernst genommen und gehört zu werden, kann eine erfolgreiche und zielführende Zusammenarbeit hin zu einem nachhaltigen Gesundheitsmanagement erfolgen.

Rolle der Führung

Auch auf der Seite der Organisation ist es die Aufgabe der Führungskräfte, sich ihrer Verantwortung bewusst zu sein, wenn Arbeit krank macht, dass sie als Vorbild für eine gesundheitsförderliche Arbeitsgestaltung mit gutem Beispiel voran gehen, angehende Stressfaktoren für ihre Mitarbeitenden ernst nehmen sowie zur Entwicklung einer gesundheitsförderlichen Unternehmenskultur aktiv beitragen müssen.

Säule I Gesundheitsmanagement und Säule III Organisation und Arbeitsgestaltung vernetzt

In diesem Zusammenhang sei auch die Brücke zu Säule III Organisation und Arbeitsgestaltung geschlagen, da die häufigsten Themen in Gesundheitszirkeln sich auf das Themenfeld der Arbeitsabläufe sowie der Arbeitsplatzgestaltung beziehen. Eine gesundheitsförderliche Gestaltung des Arbeitsplatzes, nicht nur im Patientenzimmer, sondern auch im Stationszimmer durch eine ausreichende Beleuchtung, höhenverstellbare Bürostühle und nicht zuletzt die Verfügbarkeit eines Rückzugsbereichs für Pausen, stellen hier elementare Bausteine dar. Studien zufolge sind die Organisation und Arbeitsbedingungen maßgebliche Elemente bei der Entstehung von arbeitsbedingten Krankheiten, daher wird das betriebliche Gesundheitsmanagement in der Fachliteratur meist in **Verhaltensprävention** (z. B. Kurse, Beratung) und in **Verhältnisprävention** (z. B Maßnahmen zur Optimierung der Abläufe wie Arbeitsplatzgestaltung und -organisation, Führung) differenziert. Diesem Zusammenspiel von Individual- und Verhältnisprävention wird detaillierter in Säule III Organisation und Arbeitsgestaltung Rechnung getragen, sodass an dieser Stelle darauf nicht näher eingegangen wird.

8

▪▪ Erste Schritte hin zu einem nachhaltigen Gesundheitsmanagement

Der erste Schritt hin zu einem nachhaltigen Gesundheitsmanagement kann jedoch bereits im Kleinen erfolgen. Beispielsweise kann ein erster Ansatz zur arbeitgeberseitigen Unterstützung einer gesunden Ernährung die kostenfreie Bereitstellung von Getränken in Form von Mineralwasser oder Tee sein. Dieses symbolische Zeichen zeigt den Mitarbeitenden das Interesse ihres Arbeitgebers an der Gesundheit der Mitarbeitenden und kann dadurch auch einen ersten Anstoß zu einem gesundheitsförderlichen Verhalten auch außerhalb der Einrichtung liefern.

8.1.5 Reden, reden, noch mehr reden

Der hohe Anteil an Frauen in der Pflege lässt zwar auf einen gesprächigen Berufsstand schließen, jedoch bedeuten viele Gespräche nicht unbedingt eine gute und zielführende Kommunikation.

▪▪ Jährliches Mitarbeitendengespräch als Schlüssel

Zentrales Instrument, nicht nur im Bereich der Führung, sondern säulenübergreifend, ist das jährliche Mitarbeitendengespräch. Dieses dient dem individuellen Austausch zwischen Mitarbeitendem und seiner Führungskraft. Im Rahmen dieses Gesprächs können und sollten auch Themen des Gesundheitsmanagements angesprochen werden, beispielsweise ob der Mitarbeitende sich physisch und psychisch in der Lage sieht, sein Arbeitspensum zu bewältigen oder, falls dies nicht der Fall ist, welche Unterstützungsangebote er sich von seinem Arbeitgeber wünscht.

▪▪ Krankenrückkehrgespräch und Eingliederungsmanagement

Trotz vieler Unterstützungsmöglichkeiten und Angebote fallen dennoch gerade in der Pflege häufig Mitarbeitende krankheitsbedingt aus. Krankheitsquoten von 5 Prozent gelten inzwischen als guter Durchschnitt und schon längst nicht mehr als bedenkenswert. Wenn Mitarbeitende dann nach ihrer Krankheitsphase wieder zurück auf Station kommen, nimmt sie der Alltag und das hohe Tempo sofort wieder gefangen. Gerade bei Mitarbeitenden, welche länger erkrankt waren oder an einer Erkrankung litten, welche in Zusammenhang mit ihrer Arbeit steht, empfiehlt es sich beim Wiedereinstieg nach der Krankheit, ein Krankenrückkehrgespräch zu führen und ein entsprechendes Eingliederungsmanagement durchzuführen. Dadurch werden gezielt belastende Tätigkeiten identifiziert, der derzeitige gesundheitliche Stand besprochen sowie ein langsamer, fließender Einstieg geplant. Zudem sind alle Arbeitgeber seit dem 23.04.2004 zur Durchführung des Betrieblichen Eingliederungsmanagements (BEM) gemäß § 84 Abs. 2 SGB IX verpflichtet. Sie müssen daher mit allen Arbeitnehmern, die »innerhalb eines Jahres länger als sechs Wochen ununterbrochen oder wiederholt arbeitsunfähig waren«, unabhängig vom Krankheitsgrund, Maßnahmen des betrieblichen Eingliederungsmanagements durchführen.

Ein solches Krankenrückkehrgespräch kann dabei, nachdem die entsprechende Freude über die Rückkehr des Mitarbeitenden mitgeteilt und bekräftigt wurde, dass er vermisst wurde, folgende Inhalte umfassen. (I.O. Business 2012)

- Seit wann ist der Mitarbeitende erkrankt?
- Seit wann ist der Mitarbeitende wieder in der Einrichtung?
- Frage nach dem jetzigen gesundheitlichen Zustand
- In welcher Form treten die Fehlzeiten auf? Langandauernd, häufige Kurzerkrankungen?
- Liegt eine Schwerbehinderung oder Gleichstellung vor?
- Findet eine kontinuierliche ärztliche Betreuung statt?
- Besteht ein Zusammenhang zwischen der Erkrankung und dem Arbeitsplatz? Wenn ja, welcher?

- Sind medizinische Rehabilitationsmaßnahmen durchgeführt worden oder geplant?
- Liegen bezogen auf den Arbeitsplatz ein Anforderungs- und ein Fähigkeitsprofil vor?
- Kann die technische Ausstattung bzw. Ausstattung mit allgemeinen Pflegehilfsmitteln am Arbeitsplatz optimiert werden? Wenn ja, wie?
- Können die Arbeitsbelastungen minimiert werden, z. B. durch organisatorische Veränderungen oder durch technische Verbesserungen? Wenn ja, wie?
- Information des Mitarbeitenden über bereits eingeleitete Maßnahmen zur Optimierung des Arbeitsplatzes, bzw. sonstige Veränderungen oder Verbesserungen
- Gibt es geeignetere Einsatzmöglichkeiten für den Betroffenen? Wenn ja, wo und welche?
- Gibt es Qualifizierungsbedarf? Wenn ja, in welchem Bereich?
- Information des Mitarbeitenden über wichtige Ereignisse während seiner Abwesenheit
- Information des Mitarbeitenden über anstehende Aufgaben
- Information des Mitarbeitenden darüber, wer ihn während seiner Abwesenheit vertreten hat
- Information des Mitarbeitenden über die Arbeitsbelastung der ihn vertretenden Kollegen während seiner Abwesenheit
- Information des Mitarbeitenden über Belastungen und Kosten, die dem Unternehmen bei Fehlzeiten entstehen
- Eher informelles Unterstützungsangebot für die Wiedereinarbeitung des Mitarbeitenden
- Absprache von formeller Unterstützung für die Wiedereinarbeitung des Mitarbeitenden mit konkreten, terminierten Maßnahmen
- Versuch der Ergründung anderer, nicht krankheitsbedingter Ursachen für Fehlzeiten
- Suche nach Lösungsmöglichkeiten im Gespräch mit dem Mitarbeiter; diese können sich auf gesundheitsbedingte, motivationsbedingte oder sonstige betriebsbedingte oder auch private Ursachen für das Fehlen des Mitarbeitenden beziehen

8.1.6 Ressource Team

Die Instrumente des nachhaltigen Gesundheitsmanagements zielen, wie in ▶ Abschn. 8.1.2 beschrieben, auf unterschiedliche Altersgruppen bzw. bieten zudem Maßnahmen für alle Altersgruppen. Altersübergreifend sollten gezielt die in der Ist-Analyse ermittelten Stärken genutzt werden, um mögliche Schwächen im Bereich des Gesundheitsmanagements zu kompensieren. Empfehlenswert sind beispielsweise, aufgrund des meist hohen Verbundenheitsgrades der Mitarbeitenden und eines guten Einrichtungsklimas, Teamaktivitäten und gemeinschaftliche Maßnahmen, wie beispielsweise regelmäßige Gesundheitszirkel, Gesundheitstage, Gruppenkurse und gemeinsame Ausflüge. Hierbei wird nicht nur eine Balance zur pflegerischen Arbeit geschaffen, sondern zudem auch der Teamzusammenhalt gefördert.

■■ Vorurteil ältere Mitarbeitende
Gerade hinsichtlich älterer Pflegekräfte bestehen häufig Vorurteile: Ältere Mitarbeitende sind körperlich nicht so belastbar wie junge, sind eingefahren in ihren Mustern und Handlungen und daher wenig offen für Neues – so oder so ähnlich schallt es über die Stationen und Wohnbereiche. Natürlich ist die körperliche Physiologie älterer Mitarbeitender nur schwer mit der einer jungen Auszubildenden zu vergleichen, aber muss man das? Dahinter stecken weniger Tatsachen als Haltungen von Mitarbeitenden, die nicht zuletzt durch die Leitungsebene der Einrichtungen bzw. des Dienstes geprägt werden und welche es zu ändern gilt.

■■ Ressourcenorientierung als Schlüssel
In der Pflege und Betreuung von Klienten ist der Begriff der **Ressourcenorientierung** schon

längst zum Standard geworden, jedoch im Personalmanagement ist diese Einstellung bislang noch nicht angekommen. Bei Mitarbeitenden wird meist der Fokus auf die vorhandenen Defizite gelegt, welche es möglichst schnell zu beheben gilt. Ein Beispiel dafür ist das Mitarbeitendengespräch, in welchem (fast) ausschließlich Defizite angesprochen und Strategien zu deren Beseitigung entwickelt werden. Die Stärken des einzelnen Mitarbeitenden gezielt im Rahmen eines Entwicklungsgesprächs zu definieren, zu fördern und für die Einrichtung zu nutzen, setzen jedoch die wenigsten Einrichtungen in die Tat um.

▪▪ Erfahrungsschätze im Team
Doch was sind nun die Schätze gerade der älteren Mitarbeitenden? Zentrales Element ist das **Erfahrungswissen** der älteren Mitarbeitenden, welches sie im Laufe ihres Berufslebens gesammelt haben und oft ungenutzt nach dem Ausscheiden der jeweiligen Mitarbeitenden aus der Einrichtung verloren geht. Das Wissen um Strukturen in der Organisation, das Wissen um die Biografie der Bewohnerinnen und Bewohner, die persönlich-emotionalen Erfahrungen wie beispielsweise die Begleitung sterbender Bewohnerinnen und Bewohner sind nur einige exemplarische »ungehobene Schätze« älterer Mitarbeitender, welche es gezielt zu nutzen und zu erhalten gilt.

Eine mögliche Lösungsstrategie, um das Erfahrungswissen älterer Mitarbeitender im Unternehmen zu halten, sind sogenannte Lerntandems, von welchen sowohl junge als auch ältere Mitarbeitende profitieren. Durch die gezielte, altersgemischte Dienstplanung können **Lernsynergien** vor Ort im Wohnbereich genutzt werden. Die junge Auszubildende/Pflegekraft lernt durch die Begleitung einer älteren Pflegekraft ganz »nebenbei« Dinge aufgrund der langjährigen Erfahrung. Gleichzeitig gibt die junge Auszubildende/Pflegekraft ihr theoretisches Wissen aus der Pflegeausbildung ebenfalls vor

Ort im Wohnbereich an die ältere Pflegekraft weiter – so lernen beide.

Ganz praktisch kann dies beispielsweise im Fall einer Palliativbetreuung das Zusammenspiel aus psychologisch-emotionaler Kompetenz der älteren Pflegekraft, welche dadurch ihre jüngere Kollegin unterstützt und ihr als Mentorin zur Seite steht, sein. Gleichzeitig besteht die Möglichkeit, dass die jüngere Pflegekraft aktuelle Lagerungstechniken, welche den neusten Expertenempfehlungen entsprechen, mit in den palliativen Pflegeprozess einbringt. In diesem Fall findet nicht nur ein gegenseitiges Lernen auf Augenhöhe statt, sondern auch eine interne, budgetneutrale Personalentwicklung.

Neben dem Instrument der Pflege-Tandems sollten jedoch auch in Bezug auf das Pflegeteam klassische Instrumente, wie Teambesprechungen zur Förderung des Austausches und der Kommunikation im Team sowie Fall- und Teamsupervision, nicht vernachlässigt werden.

▪▪ Vom Taylorismus zur Personenzentrierung
Eine wesentliche Kernaussage der Säule I Gesundheitsmanagement ist, dass eine Veränderung des Blickwinkels weg vom Taylorismus und damit einer rein physischen Betrachtung der Arbeitsbelastungen erfolgen muss. Der Taylorismus geht dabei auf den US-Amerikaner Frederick Winslow Taylor zurück, welcher ein spezifisches Prinzip der Prozesssteuerung entwickelte. Dieses war gekennzeichnet durch:

- eine detaillierte Vorgabe der Arbeitsmethode,
- einen exakt vorgeschriebenen Arbeitsort und vorgegebene zu erbringende Leistung,
- kleinteilig, prozesshaft zerlegte Arbeitsschritte sowie
- enge Zielvorgaben.

Leistung wurde hierbei als Zielerreichung definiert, sodass die Mitarbeitenden selbst wie Zahnräder in einem Uhrwerk zu funktionieren hatten. Um jedoch nachhaltig erfolgreich zu

8.2 · Die häufig vernachlässigte interne Ressource – Handlungskonzepte im Bereich ...

117

8

sein, bedarf es eines unternehmerischen Blicks über diesen Tellerrand hinaus, hin zu den Mitarbeitenden als Menschen mit all den Facetten ihrer Persönlichkeit. Daher sind psychische Entspannung, Möglichkeiten zur Beteiligung und die soziale Dimension der Arbeit ebenso zu berücksichtigende Aspekte der Säule I Gesundheitsmanagement wie die Gestaltung der Arbeitsprozesse und Organisation der Abläufe.

8.2 Die häufig vernachlässigte interne Ressource – Handlungskonzepte im Bereich des Lebenslangen Lernens

» Ich wachse und lerne und bleibe doch wie ich bin. (Elisabeth, 2001) «

Wie heißt es doch so schön: Erst wenn wir sterben, hören wir zu lernen auf. Das kontinuierliche und damit lebenslange Lernen ist dabei kein Prozess, den wir aktiv wahrnehmen, und doch lernen wir Tag für Tag. Deutlich wird dies, wenn wir mit neuen Sachverhalten konfrontiert werden, deren Lösungen wir noch nicht kennen und neu lernen müssen. Dies kann ein neues PC-System, ein neues Krankheitsbild aber auch die Integration eines neuen Mitarbeitenden in ein bestehendes Team sein.

Lernen bedeutet dabei jedoch nicht, sich zu verbiegen und krampfhaft in Schulungs- und Seminarprogramme zu zwängen. Zentral in der strategischen Personalentwicklung ist die Unterstützung der eigenen Authentizität, um zwar wachsen und lernen zu können, jedoch sich selbst dabei treu zu bleiben.

Da das kontinuierliche (Weiter-)Lernen an sich bereits einen Teilbereich des nachhaltigen Personalmanagements darstellt, gilt dies selbstverständlich umso mehr in Bezug auf den Bereich der Personalentwicklung von Mitarbeitenden, worauf das nachfolgende Kapitel zu Säule II näher eingeht.

8.2.1 Vielfalt der nachhaltigen Personalentwicklung

»Wir streben eine Erhöhung der Erwerbsbeteiligung vor allem von Älteren und Frauen an und ermutigen zu mehr Bildungs- und Weiterbildungsanstrengungen« (CDU 2010: 16) – so lautet ein Ziel der aktuellen Bundesregierung aus CDU/CSU und FDP in ihrem Koalitionsvertrag. Besonders die Ermutigung und Motivation, speziell von älteren Arbeitnehmern, nehmen dabei in den Einrichtungen der Gesundheits- und Sozialwirtschaft eine zentrale Rolle ein. Es sollen zwar nicht alle älteren Mitarbeitenden über einen Kamm geschoren werden, da sicher viele ältere Mitarbeitende aktive Teilnehmende an Fortbildungsveranstaltungen sind, jedoch mindestens genauso oft hört man landesweit den berühmten Satz: »Das haben wir schon immer so gemacht.« Alternativ wird dieser gerne auch »garniert« mit einem Praxisbezug aus der Kiste des »Früher war alles besser«, wie beispielsweise: »Als ich damals in der Ausbildung war, gab´s noch keine Standards und da sind die Patienten auch sauber geworden.« Das mag wohl so sein, jedoch beschreiben diese beiden Plattitüden als dem Pflegealltag viel mehr den Widerstand vieler Pflegekräfte gegen Neuerungen.

Dem Thema Personalentwicklung ist daher eine besondere Bedeutung zu schenken, da hierüber Ängste, Wissenslücken und Unsicherheiten kompensiert werden können. Personalentwicklung bildet somit die Brücke zwischen dem vorhandenen und dem geforderten bzw. gewünschten Wissensstand. Das zu erreichende Ziel kann dabei extern aufgrund struktureller Veränderungen vorgegeben sein, wie beispielsweise bei der Einführung einer neuen Dokumentationssoftware, oder aber durch den Mitarbeitenden selbst angestoßen werden, wie dies bei dem Wunsch nach einer beruflichen Höherqualifizierung und der damit verbundenen Weiterbildung der Fall ist. Eingerahmt sind beide Aspekte der auslösenden Faktoren in einen organisationalen Kontext. Im Idealfall findet nämlich nicht nur eine

☐ Tab. 8.2 Elemente der nachhaltigen Personalentwicklung

Instrument	Zeithorizont			Ebene		Zielgruppe		
	kurzfristig	mittelfristig	langfristig	Träger	Einrichtung	Jüngere	Ältere	Alle
Monetäre und nicht-monetäre Anreize zur Teilnahme an Fort- und Weiterbildungen	☐	☐	☑	☑	☐	☐	☐	☑
Regelmäßiges Potenzial Review	☐	☑	☐	☐	☑	☐	☐	☑
Persönliche Karriereplanung	☐	☑	☐	☐	☑	☐	☐	☑
Job Enrichment	☐	☐	☑	☐	☑	☐	☑	☐
Training on the job	☐	☑	☐	☑	☐	☐	☑	☐
Strukturiertes Wissensmanagement	☐	☐	☑	☑	☑	☐	☐	☑
Interne Förderung des Führungskräftenachwuchses	☐	☑	☐	☐	☑	☑	☐	☐
Altersgemischtes Dienstplanmanagement	☑	☐	☐	☐	☑	☐	☐	☑
Mentoring	☑	☐	☐	☑	☐	☐	☐	☑
Fachliches, kollegiales Coaching	☑	☐	☐	☐	☑	☐	☐	☑

strukturell oder individuell bedingte Personalentwicklung statt, sondern eine strategiebasierte Personalentwicklung, welche sowohl die Potenziale des einzelnen Mitarbeitenden, als auch die strategischen Aspekte der Unternehmenssteuerung aufgreift. Welche Schritte eine solche nachhaltige Personalentwicklung umfasst, zeigen die nachfolgenden Unterkapitel.

Zunächst gibt ☐ Tab. 8.2 einen Überblick über mögliche Instrumente der nachhaltigen Personalentwicklung zu Säule II Lebenslanges Lernen, wobei auch hier in die drei Kategorien Zeithorizont, Ebene und Zielgruppe differenziert wird.

8.2.2 Schritte der nachhaltigen Personalentwicklung

Wie bereits in ▶ Abschn. 8.2.1 genannt werden nun die einzelnen Schritte der nachhaltigen Personalentwicklung näher erläutert. Der grundlegende Prozess lässt sich dabei wie in ☐ Abb. 8.2 abgebildet darstellen.

■■ Anforderungsprofil als Grundlage

Grundsätzliche Voraussetzung für die Schritte der nachhaltigen Personalentwicklung ist das Vorhandensein einer Stellenbeschreibung und eines sich daraus abzuleitenden Anforderungsprofils für jede in der Einrichtung vorhandene Position. Elemente eines solchen Anforderungsprofils sind dabei:

- Bezeichnung der Stelle
- Schulabschluss
- Berufsausbildung
- Hochschulausbildung
- Leistungen in Berufsausbildung/Hochschule
- Zusatzqualifikationen
- Inhaltlich-qualitative Berufserfahrung
- Quantitative Berufserfahrung

8.2 · Die häufig vernachlässigte interne Ressource – Handlungskonzepte im Bereich ...

119   8

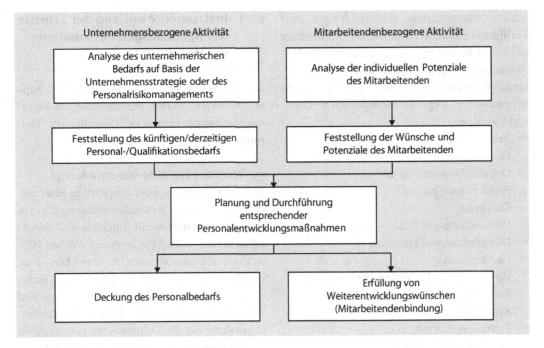

Unternehmensbezogene Aktivität

Mitarbeitendenbezogene Aktivität

Analyse des unternehmerischen Bedarfs auf Basis der Unternehmensstrategie oder des Personalrisikomanagements

Analyse der individuellen Potenziale des Mitarbeitenden

Feststellung des künftigen/derzeitigen Personal-/Qualifikationsbedarfs

Feststellung der Wünsche und Potenziale des Mitarbeitenden

Planung und Durchführung entsprechender Personalentwicklungsmaßnahmen

Deckung des Personalbedarfs

Erfüllung von Weiterentwicklungswünschen (Mitarbeitendenbindung)

◘ **Abb. 8.2**   Schritte der nachhaltigen Personalentwicklung

- Sprachkenntnisse
- IT-Kenntnisse
- Auslandserfahrung
- Sozialkompetenz
- Methodische Kompetenz
- Führungserfahrung/-kompetenz
- Biografische Erfahrung
- Persönliche Kompetenz
- Stellenbezogene Motivation

■ ■ **Vom Anforderungsprofil zur Fortbildungsplanung**

Der Verlauf der nachhaltigen Personalentwicklung gliedert sich in einen unternehmens- und einen mitarbeitendenbezogenen Verlauf.

Unternehmensseitig gilt es zunächst, eine Bedarfsermittlung auf Basis der Unternehmensstrategie sowie des Personalrisikomanagements durchzuführen. Hierdurch werden Kompetenzbedarfe erhoben, welche sich durch eine neue strategische Ausrichtung, wie beispielsweise die Hinzunahme eines neuen Geschäftsfeld oder eine Spezialisierung, ergeben. Ebenso lässt sich aus dem Personalrisikomanagement ableiten, welche Mitarbeitenden mit welchen Qualifikationen potenziell gefährdet sind, in naher Zukunft dem Unternehmen nicht mehr zur Verfügung zu stehen, beispielsweise durch eine bevorstehende Phase der Elternzeit oder eines altersbedingten Ausscheidens aus dem Unternehmen. Die dadurch verloren gehenden Kompetenzen und Qualifikationen können somit ebenfalls frühzeitig identifiziert und entsprechende Gegensteuerungsmaßnahmen im Bereich der Personalentwicklung getroffen werden. Als Ergebnis dieser Analyse wird der derzeitig bestehende bzw. sich künftig ergebende **Personal- und Qualifikationsbedarf** erhoben.

Auf der Seite der Mitarbeitenden erfolgt ebenfalls eine Analyse, um die individuellen Kompetenzen und Potenziale des Mitarbeitenden zu ermitteln. Dabei geht es bei einer solchen Analyse nicht um formal erworbene Qualifikationen wie einen Berufs- oder Hochschulabschluss, entsprechende Weiterbildungen oder Zertifikate, sondern vielmehr um die dahinter stehenden Kompetenzen. Im Rahmen eines Personalentwicklungsgesprächs oder eines entwicklungsorientierten Assessment Centers können beispielsweise folgende Kompetenzen untersucht werden:

- Belastbarkeit
- Flexibilität
- Organisationsvermögen
- Problemlösefähigkeit
- Kreativität
- Verhandlungsgeschick
- Dienstleistungsorientierung
- Fachkenntnisse
- Vermitteln von Fachinformationen
- Kommunikationsfähigkeit
- Kritikfähigkeit
- Einfühlungsvermögen
- Entscheidungsfreudigkeit
- Durchsetzungsfähigkeit
- Konfliktfähigkeit
- Einsatzbereitschaft/Engagement
- Arbeitsgüte/-qualität
- Arbeitsquantität

Somit werden dadurch sowohl die Wünsche des Mitarbeitenden erfasst, als auch dessen Potenziale in die weitere **Personalentwicklungsplanung** mit einbezogen.

Als nächster Schritt werden die beiden Analyseergebnisse miteinander verglichen und entsprechende Maßnahmen der Personalentwicklung geplant und durchgeführt, welche sowohl die Zielerreichung seitens des Unternehmens, als auch auf der Seite des Mitarbeitenden erfüllen. Dadurch kann unternehmensseitig der erhobene Personal- bzw. Qualifikationsbedarf gedeckt werden. Auf der Seite des Mitarbeitenden werden dessen Potenziale gezielt zur Erfüllung der beruflichen Weiterentwicklungswünsche genutzt, was zusätzlich der Bindung des Mitarbeitenden dient.

8.2.3 Instrumente entlang der Schritte der nachhaltigen Personalentwicklung

Zur Förderung der im vorangegangenen Kapitel erläuterten Schritte der nachhaltigen Personalentwicklung eignen sich verschiedene Instrumente.

▪▪ Monetäre und nicht-monetäre Anreize

Besonders zu Beginn der Einführung einer solchen strategischen Personalentwicklung gilt es in der Mitarbeitendenschaft, Interesse und Bereitschaft an der Teilnahme an einem solchen Weiterentwicklungsprogramm zu erreichen. Dies kann beispielsweise durch monetäre und nicht-monetäre Anreize zur Teilnahmen an Fort- und Weiterbildungen erfolgen. Neben der Kostenübernahme für die Teilnahme an entsprechend zielgerichteten Personalentwicklungsmaßnahmen können auch Leistungsanreize über Bonuszahlungen bei Erreichen eines bestimmten Qualifikationsniveaus zugesagt werden. Es zeigt sich jedoch, dass der Versuch der Mitarbeitendenmotivation über rein monetäre Anreize häufig nicht zielführend ist, da den Mitarbeitenden meist andere Faktoren, wie das Teamklima, die Unternehmenskultur oder der Inhalt der Arbeit, wichtiger sind als der Eurobetrag am Ende des Monats auf ihrem Konto.

▪▪ Personalentwicklungsgespräch

Das jährliche Mitarbeitendengespräch und das meist darin enthaltene Personalentwicklungsgespräch sind weitere zentrale Elemente der nachhaltigen Personalentwicklung. Über den gemeinsamen Austausch über die Weiterentwicklungswünsche und -bedarfe des Mitarbeitenden aus Sicht des Mitarbeitenden und dessen Führungskraft findet ein vertraulicher Austausch statt, welcher die Grundlage für die gemeinsame Personalentwicklungsplanung darstellt. Somit findet Personalentwicklung nicht nur in einer entsprechenden Stabsstelle oder durch einen

8.2 · Die häufig vernachlässigte interne Ressource – Handlungskonzepte im Bereich ...

121   **8**

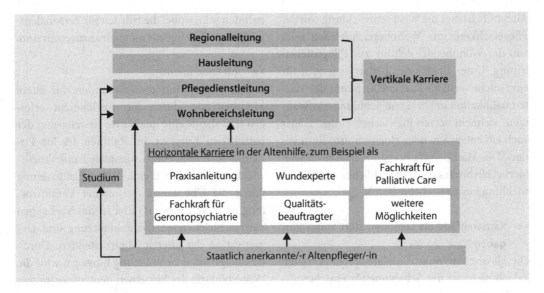

☐ **Abb. 8.3**   Karrierepfade in der Altenhilfe

bestimmten Mitarbeitenden statt, sondern **jede Führungskraft ist der erste Personalentwickler seiner Mitarbeitenden.**

Es empfiehlt sich jedoch bei potenzialträchtigen Mitarbeitenden, welche auch für eine gezielte Karriereentwicklung im Unternehmen geeignet sind, zusätzlich sogenannte **Potenzial Reviews** durchzuführen. Im Rahmen solcher Potenzial Reviews findet ein unterjähriger Austausch zwischen dem betreffenden Mitarbeitenden und der ihm überstellten Führungskraft statt mit der Zielsetzung, Aspekte der beruflichen Karriereentwicklung zu besprechen. Hierbei kann beispielsweise thematisiert werden, wie weitere Führungserfahrung gesammelt werden kann, oder aber es besteht die Möglichkeit einer gemeinsamen Reflexion einer derzeit übernommenen Aufgabe. Charakter eines solchen Gesprächs ist dabei eine **offene, kollegiale** Gesprächsatmosphäre, um damit in einer Art Mentor-Mentee-Beziehung ein Feedbackgespräch zu führen.

In der Literatur lässt sich im Zusammenhang mit strategischer Personalentwicklung stets das **Modell der Karrierepfade** finden. Karrierepfade bilden dabei **vertikale und horizontale**

Entwicklungsmöglichkeiten für Mitarbeitende ab. Exemplarisch für die Altenhilfe kann dabei nachfolgende Abbildung (☐ Abb. 8.3) zur Verdeutlichung von möglichen Karrierepfaden dienen.

▪▪ **Horizontale Karriere**
Als horizontale Karrierepfade werden berufliche Weiterentwicklungen verstanden, welche sich hierarchisch auf einer Ebene bewegen, sodass keine Zunahme an Führungsverantwortung entsteht. In der Altenhilfe, wie auch in der Gesundheits- und Krankenpflege, kann dies durch eine entsprechende Fachweiterbildung erfolgen. Hierfür bietet sich Mitarbeitenden ein buntes Feld an Möglichkeiten, sodass hier Wundexperten, Qualitätsmanagementbeauftragte oder Praxisanleitung Bereiche für eine individuelle Weiterentwicklungsmöglichkeit haben.

▪▪ **Vertikale Karriere**
Im Gegensatz dazu umfasst ein vertikaler Karrierepfad all das, was auch umgangssprachlich als Karriere und somit den »Weg nach oben«, unter Zunahme an Führungsverantwortung, verstanden wird. Am dargestellten Beispiel der

Altenhilfe ist dies die Weiterentwicklung von der Pflegefachkraft zur Wohnbereichsleitung oder von der Wohnbereichsleitung zur Pflegedienstleitung. Unter Umständen bedarf es jedoch für eine solche vertikale Karriere nicht nur der Weiterqualifikation in Form von Schulungsmaßnahmen, vielmehr setzen inzwischen einige Träger auch ein entsprechendes Hochschulstudium voraus. Der Markt an (Fern-)Studiengängen bietet hierbei ein breites Feld der fachlichen Weiterentwicklung hin zu Bachelor und Master.

■ ■ **Karrierepfade als Leitlinien statt starre Vorgaben**

Die klassischen Wege der Karrierepfade sollten jedoch nicht als fixe Schablone für eine berufliche Weiterentwicklung verstanden werden, sondern vielmehr eine Leitlinie für Mitarbeitende und auch Bewerbende bieten, an welchen eine Orientierung möglich ist. Individuelle Wünsche, Potenziale oder unternehmerische Bedürfnisse sollten jedoch begleitend nicht außer Acht gelassen werden, um dadurch eine nachhaltige Personalentwicklung zu erreichen, welche in ein ganzheitliches System eingebunden ist.

8.2.4 Flankierende Instrumente der nachhaltigen Personalentwicklung

In der Praxis liegen in den meisten Einrichtungen sowohl seitens des Trägers, als auch seitens externer Anbieter ausreichende und umfangreiche Kataloge mit Fort- und Weiterbildungsmaßnahmen aus. Die Teilnahme an solchen Angeboten begrenzt sich jedoch auf die entsprechenden Pflichtschulungen zu Brandschutz, Hygiene und Co. Überprüfen lässt sich dieser Umstand mittels der Kennzahl der durchschnittlichen Fortbildungstage pro Mitarbeitendem pro Jahr. Primäres Ziel der Säule II Lebenslanges Lernen muss somit eine Steigerung der Motivation zur Teilnahme an Fort- und Weiterbildungsmaß-

nahmen sein, wobei die Hürden für Personalentwicklung so gering wie möglich anzusetzen sind.

■ ■ **Job Enrichment**

Exemplarisch kann dies, besonders für ältere Mitarbeitende, durch Job Enrichment erfolgen und damit eine qualitative Erweiterung der beruflichen Tätigkeit. Im Rahmen des Job Enrichments erfolgt eine horizontale Laufbahnentwicklung und damit eine Höherqualifizierung durch die Übernahme von neuer Verantwortung. (Scholz 2000: 515) Ziel ist das Vorbeugen einer schleichenden Dequalifizierung und Demotivation der älteren Mitarbeitenden. Durch eine langfristige Lernplanung hingegen wird die Weiterbildung des Einzelnen heutzutage umfassender betrachtet und nicht mit dem Absitzen von Fortbildungstagen gleichgesetzt. Langfristig muss somit eine kognitive Loslösung weg vom Denken in Fortbildungstagen und eine Hinwendung zur Lernprozessorientierung erfolgen.

Wesentlich und speziell für Säule II Lebenslanges Lernen ist die Differenzierung nach Altersgruppen, da Lernen sich in den unterschiedlichen Altersgruppen unterscheidet. In Bezug auf ältere Mitarbeitende bedeutet dies, dass anwendungsorientiertere Formen des Lernens, wie Workshops oder ein Training on the job, anzuraten sind.

■ ■ **Zusammenhang zwischen Alter und Arbeitsleistung**

Das nachfolgende Modell von Ilmarinen verdeutlicht den Zusammenhang zwischen Alter und Arbeitsleistung. (◘ Abb. 8.4)

Es wird ersichtlich, dass mit zunehmendem Alter die grundlegende kognitive Leistung abnimmt, hingegen die Erfahrung steigt. Die im Laufe des Berufslebens jedoch gesammelten Erfahrungswerte (Training on the job) erhöhen die kognitiven Leistungen und können die altersbedingten negativen Einflüsse auf das Lernverhalten abmildern. Dies führt insgesamt zu einer Steigerung der Arbeitsleistung, sowohl durch

8.2 · Die häufig vernachlässigte interne Ressource – Handlungskonzepte im Bereich ...

123   **8**

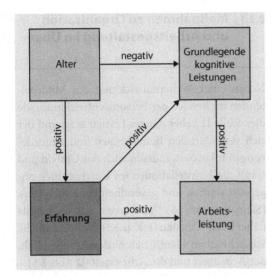

☐ **Abb. 8.4** Zusammenhang zwischen Alter und Arbeitsleistung

die gesammelten Erfahrungen, als auch durch kognitive Leistungen. Somit lassen sich **zwei Stellschrauben für die Förderung der Arbeitsleistung** festhalten: die **Erfahrung** auf Seiten der älteren Mitarbeitenden und die **kognitiven Leistungen** der jüngeren Mitarbeitenden. Es sollte somit eine Veränderung der Sichtweise, weg von der defizitorientierten Haltung gegenüber älteren Mitarbeitenden, hin zu einem ressourcenorientierten Fokus erfolgen. (Bieler 2010: 37)

■■ **Strukturiertes Wissensmanagement**
Dadurch, dass beide Bereiche die Arbeitsleistung fördern, sollte diesem Umstand auch im Bereich der Säule II Lebenslanges Lernen Rechnung getragen werden. Als konkrete Maßnahme kann Einrichtungen die Einführung eines strukturierten Wissensmanagements angeraten werden. Dies greift die ermittelten Stärken der ressourcenorientierten Haltung gegenüber älteren Mitarbeitenden und den bereits leicht überdurchschnittlich bewertete Austausch zwischen jüngeren und älteren Mitarbeitenden auf, um den bislang noch defizitären Bereich der internen Förderung des Führungskräftenachwuchses zu optimieren. Durch einen regelmä-

ßig stattfindenden Austausch zwischen älteren und jüngeren Mitarbeitenden oder die gezielte altersgemischte Einteilung des Dienstplans eines Wohnbereiches wird das vorhandene Potenzial älterer Mitarbeitender genutzt. Ebenfalls wird dem demografisch bedingten Verlust wichtiger Erfahrungsträger und deren explizitem und implizitem Wissen durch die steigende Anzahl an Berentungen in den kommenden Jahren vorgebeugt.

Sowohl für ältere, als auch für jüngere Mitarbeitende sind Lernformen wie das Lernen am Arbeitsplatz oder in Projekten (Training on the job) zu empfehlen. Konzepte, wie die Begleitung eines Auszubildenden bzw. neuen Mitarbeitenden durch einen persönlichen Mentor/Coach, sollten auch mit Blick auf das strukturierte Wissensmanagement verstärkt ausgebaut werden. Ebenso lässt sich die Erfahrung älterer Mitarbeitender im Rahmen eines fachlichen, kollegialen Coachings eines weniger erfahrenen Mitarbeitenden beispielsweise in einer pflegerischen Anleitung nutzen und damit das Lernen lernprozessorientiert in den Berufsalltag transportieren. (Schwuchow 2010: 15)

■■ **Personalentwicklung als Wettbewerbsvorteil**
Altersgruppenübergreifend lässt sich festhalten, dass eine gezielte und systematische Qualifizierung im Bereich der Fach- und Methodenkompetenz der Mitarbeitenden für den Aufbau und Erhalt von Wettbewerbsvorteilen für die Einrichtungen und Dienste einen immer größeren Stellenwert darstellt. Aufgrund dynamischer Markt- und Umweltbedingungen steigen die Anforderungen kontinuierlich, während gleichzeitig die Zahl der verfügbaren Arbeitskräfte infolge der demografischen Entwicklung abnehmen wird. Wesentlich ist daher, dass die Planung und Durchführung von Personalentwicklungsmaßnahmen in Anlehnung an die Unternehmensstrategie erfolgen muss, wie dies in ▶ Abschn. 8.2.2 näher beschrieben wurde.

Säule II Lebenslanges Lernen ist zudem auch als ein Instrument des **Personalmarketings** und der **Steigerung der Arbeitgeberattraktivität** zu verstehen (Näheres dazu ▶ Abschn. 8.4). Des Weiteren kann durch die Weiterentwicklungsmöglichkeiten innerhalb der Einrichtung oder des Trägers die Bindung der Mitarbeitenden gestärkt werden.

8.3 Mit System ans Werk – Handlungskonzepte im Bereich der Organisation und Arbeitsgestaltung

» Aber heute, heute muss es raus: Hey Boss, ich brauch' mehr Geld! (Gunter Gabriel, 2004) «

Säule III Organisation und Arbeitsgestaltung ist bereits durch viele arbeitsschutzrechtliche Regelungen definiert, um besonders das Thema Arbeitssicherheit für Mitarbeitende aktiv in der Praxis zu leben. Auch der Bezug zu Säule I Gesundheitsmanagement ist in diesem Zusammenhang noch einmal deutlich hervorzuheben, da viele der Maßnahmen dieser Säule auch einen engen Bezug zu dieser ersten Konzept-Säule aufweisen.

Wie die einleitenden Liedzeilen von Gunter Gabriel es bereits vermuten lassen, ist auch das Thema Vergütungsmanagement in Säule III Organisation und Arbeitsgestaltung verortet. In Zeiten des Fach- und Führungskräftemangels klagen immer mehr Leitungskräfte über nahezu erpresserische Zustände im Rahmen von Vorstellungsgespräche.

Es zeigt sich dabei häufig in der Praxis, dass bereits viele Maßnahmen in Bezug auf Säule III Organisation und Arbeitsgestaltung vorhanden sind, deren Nutzung hingegen nicht nachhaltig sichergestellt wird. Daher ist es vorrangige Aufgabe, besonders der Führungskräfte, eine solche Nutzung der Instrumente in der Praxis sicher zu stellen.

8.3.1 Maßnahmen zu Organisation und Arbeitsgestaltung im Überblick

Neben einer Weiterentwicklung der Mitarbeitenden im Bereich der Personalentwicklung, wie dies Säule II Lebenslanges Lernen aufgrund der sich verändernden Bedingungen und Anforderungen fokussiert, müssen auch das Umfeld und somit die Konstellationen im Unternehmen angepasst werden und gesundheitsförderlich sein. (Siemann 2010: 36) Dabei lassen sich die bereits näher beschriebenen (▶ Kap. 3.3) drei wesentliche Stellschrauben identifizieren: der Arbeitsinhalt, der Arbeitsort und die Arbeitszeit (◘ Abb. 8.5).

Auch für Säule III Organisation und Arbeitsgestaltung lässt sich eine Vielzahl an Instrumenten und Maßnahmen nennen. Eine Auswahl über mögliche Instrumente zu Säule III Organisation und Arbeitsgestaltung, wobei auch hier in die drei Kategorien Zeithorizont, Ebene und Zielgruppe differenziert wird, gibt die nachfolgende Tabelle (◘ Tab. 8.3) wider.

8.3.2 Physische und psychische Unterstützungsangebote

In Bezug auf den Arbeitsinhalt sind verschiedene Aspekte zu betrachten. Zunächst müssen aufgrund der hohen körperlichen und psychischen Belastungen im Pflegedienst entsprechende Entlastungsmaßnahmen angestrebt werden.

■■ **Physische Unterstützungsangebote**
Besonders für ältere Mitarbeitende werden Schulungen im Umgang mit Liftern, die Anwendung von Lagerungstechniken, wie beispielsweise Kinästhetik, empfohlen. Auch die Nutzung von technischen und sonstigen Verfahrensinnovationen, wie der intensivere Technikeinsatz in der Altenhilfe, können körperliche Belastungen minimieren. (Nagy 2010: 9) Noch einmal soll an dieser Stelle jedoch betont werden, dass

8.3 · Mit System ans Werk – Handlungskonzepte im Bereich der Organisation . . .

125   8

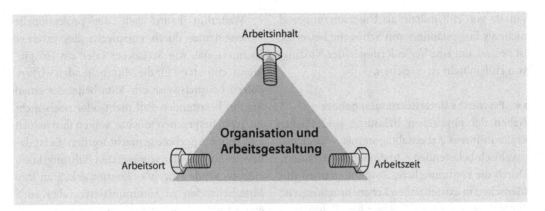

Abb. 8.5 Stellschrauben in Bezug auf Säule III Organisation und Arbeitsgestaltung

Tab. 8.3 Instrumente der Säule III Organisation und Arbeitsgestaltung

Instrument	Zeithorizont			Ebene		Zielgruppe		
	kurz-fristig	mittel-fristig	lang-fristig	Träger	Einrich-tung	Jüngere	Ältere	Alle
Anwendung von Liftern und Lagerungstechniken	☑	☐	☐	☐	☑	☐	☐	☑
Arbeitsteilung	☐	☑	☐	☐	☑	☐	☐	☑
Professionelle Unterstützung, z. B. durch Seelsorger	☐	☑	☐	☑	☑	☐	☐	☑
Job-Rotation/Jobsharing	☐	☐	☑	☐	☑	☐	☐	☑
Belegungsmanagement	☐	☐	☑	☐	☑	☐	☐	☑
Vermeidung von Überdokumentation	☐	☑	☐	☐	☑	☐	☐	☑
Nachhaltige Ordnungsmethodik	☑	☐	☐	☐	☑	☐	☐	☑
Definition von Standards und Prozessen	☐	☑	☐	☑	☑	☐	☐	☑
Formulierung von klaren konkreten Arbeitsaufträgen	☑	☐	☐	☐	☑	☐	☐	☑
Arbeitszeitmanagement/ bedarfsangepasstes Gleitzeitkonzept	☐	☐	☑	☑	☑	☐	☐	☑
Pausenmanagement	☐	☑	☐	☑	☑	☐	☐	☑
Vergütungsmanagement	☐	☐	☑	☑	☐	☐	☐	☑

eine jährliche Schulung im Umgang mit Hilfsmitteln nicht ausreicht, um im Stationsalltag auch tatsächlich für körperliche Erleichterung bei den Pflegekräften zu sorgen. Erst die regelmäßige Nutzung solcher Hilfsmittel bringt die gewünschte Wirkung, sodass es hierbei die Aufgabe der Führungskraft ist, ihre Mitarbeitenden stets zur Nutzung der vorhandenen Hilfsmittel zu ermutigen. Auch die gemeinsame Schaffung einer entsprechenden Teamkultur, welche den

Einsatz von Hilfsmitteln als Unterstützung und nicht als Eingeständnis von Schwäche bewertet, ist zentral, um eine Veränderung in der Nutzung von Hilfsmitteln zu erreichen.

■■ **Psychische Unterstützungsangebote**
Neben der physischen Belastung sind Pflegekräfte in ihrem Arbeitsalltag immer wieder mit psychisch belastenden Situationen konfrontiert. Durch die kontinuierliche Zusammenarbeit mit Menschen in existenziellen Lebenssituationen ist der tägliche Umgang mit Krankheit, Schmerzen und Todesfällen für die Mitarbeitenden der Pflege äußerst belastend. Während der Berufsjahre entwickelt hierbei jede Pflegekraft für sich eine entsprechende Kompensationsstrategie. Eine große Ressource ist hier ein gut eingespieltes Pflegeteam, welches seinen Teammitgliedern unterstützend zur Seite steht.

Zur Minimierung der psychischen Belastung sind regelmäßige Gespräche zwischen den Pflegenden im Rahmen von Supervisionen zu empfehlen. Durch den zielgerichteten Austausch im Rahmen einer Supervision zu einem bestimmten Fall oder auch zu teaminternen Themen werden problematische Fragestellungen frühzeitig thematisiert, Lösungsstrategien gemeinsam entwickelt und so im Hintergrund lodernde Konflikt- und Krisenherde frühzeitig entschärft. Grundvoraussetzung für eine erfolgreiche und gelingende Supervision ist hierbei jedoch eine entsprechende Vertrauenskultur im Team sowie mit dem Supervisor.

Harmonisierend auf mögliche negative Einflüsse durch den Arbeitsinhalt wirken weiterhin soziale Motivatoren, wie etwa kollegiale Beziehungen, Freundschaften und eine gute Zusammenarbeit, wodurch ein positives Einrichtungsklima als große Ressource anzusehen ist. (Buchinger 2010: 666) Eine direkte Einflussnahme seitens des Arbeitgebers ist zwar hierbei nicht möglich, jedoch sollten arbeitgeberseitig indirekt solche sozialen Motivatoren gestärkt werden.

Weiterhin kann auch die professionelle Unterstützung durch entsprechendes externes Fachpersonal, wie Seelsorger oder ein Hospizdienst, entlastend für die Mitarbeitenden wirken. Sofern beispielsweise ein Mitarbeitender einen für ihn belastenden Fall nicht oder noch nicht im Team besprechen möchte, sollten ihm jedoch alternative Angebote gemacht werden. Es ist dabei die Aufgabe der vorgesetzten Führungskraft, entsprechende Angebote kontinuierlich an ihre Mitarbeitenden zu kommunizieren, aber auch einen Blick für belastete Mitarbeitende zu entwickeln und mit diesen das Gespräch zu suchen.

8.3.3 Organisation und Arbeitsgestaltung in der Praxis

Neben den physischen und psychischen Unterstützungsangeboten im Bereich der Säule III Organisation und Arbeitsgestaltung bieten die strukturellen Gegebenheiten in der Einrichtung vor Ort weiterhin vielerlei Ansatzpunkte zur Optimierung.

■■ **Belegungs- und Einstufungsmanagement**
Ein Instrument zur Optimierung der strukturellen Gegebenheiten stellt das Belegungs- und Einstufungsmanagement dar. Wenn Einrichtungen beispielsweise über einen überdurchschnittlich hohen Anteil an Bewohnern der Pflegestufe III verfügen, so ist bei der künftigen Belegung freier Plätze seitens der Einrichtungsleitung darauf zu achten, dass eine optimale Durchmischung der Wohngruppen über die drei Pflegestufen auf den verschiedenen Wohnbereichen hinweg erfolgt. Selbstverständlich bedingt der Pflegestufenmix auch die bestehenden Personalressourcen, sodass entsprechend langfristig zu planen ist. Jedoch sollte ein größerer Stellenanteil an Fachkräften nicht über den Druck zur Aufnahme von schwerstpflegebedürftigen Klienten geregelt werden.

Ein weiteres Instrument stellt das Einstufungsmanagement dar, was eine gute Abstim-

8.3 · Mit System ans Werk – Handlungskonzepte im Bereich der Organisation ...

127

8

mung zwischen Einrichtungs- und Pflegedienstleitung voraussetzt. Im Rahmen von regelmäßigen Pflegevisiten sollten die Pflegestufe und der Hilfebedarf der Bewohner evaluiert und bezüglich einer Höherstufung überprüft werden. So kann der Personalschlüssel an den evtl. gestiegenen Pflegebedarf angepasst werden.

▪▪ Organisation und Arbeitsgestaltung als Führungsaufgabe

Auch in der Säule III Organisation und Arbeitsgestaltung nimmt die Führungskraft eine wesentliche Rolle ein. Die Grundvoraussetzung für die Anwendung eines Ordnungssystems in der Praxis sind **konkrete klare Arbeitsaufträge** seitens der Führungskräfte, sodass hier der enge Bezug zu Säule V Führung zu sehen ist. In diesem Bereich sind meist noch ungenutzte Potenziale vorhanden, welche vorherrschende Defizite in den Informationsflüssen und der internen Kommunikationsstrukturen optimieren können. In der Stationspraxis sind Kommunikationsprozesse meist auf ein Minimum reduziert, was den verdichteten und beschleunigten Arbeitsabläufen geschuldet ist. Um jedoch die Zusammenarbeit im Team, aber auch mit anderen Dienstarten zu verbessern, bedarf es guten Kommunikationsflüssen, sodass wichtige Informationen allen am Prozess Beteiligten zugänglich gemacht werden.

▪▪ Klare Kommunikation und Arbeitsaufträge

Sofern Arbeitsaufträge klar formuliert sind, liefern sie die Grundlage, um bestehende Arbeitsprozesse gegebenenfalls neu aufzuteilen. Durch das Überdenken und Aufbrechen bestehender Strukturen lassen sich möglicherweise neue und bessere Arbeitsprozesse implementieren. Voraussetzung hierfür ist selbstverständlich die Bereitschaft zur Mitarbeit der Pflegekräfte, deren Aktivierung wiederum Aufgabe der Führungskräfte ist. Durch die aktive Beteiligung der Mitarbeitenden, werden zudem der Kommunikationsfluss und das Zusammengehörigkeitsgefühl gestärkt und ein Beitrag zur individuellen Sinnfindung in der Arbeit geleistet, wodurch sich insgesamt die Arbeitsleistung und -zufriedenheit verbessert. (Ilmarinen, Tempel 2002: 29)

▪▪ Job-Rotation

Des Weiteren können auch personalwirtschaftliche Instrumente, wie etwa Job-Rotation, unterstützend wirken, sofern der bestehende Arbeitsplatz für den einzelnen Mitarbeitenden körperlich und psychisch zu belastend ist und die Bindungswirkung durch den kollegialen, wohnbereichsinternen Zusammenhalt nicht zu stark ist. (Bieler 2010: 37) Unter Job-Rotation ist dabei der gezielte Wechsel des Arbeitsplatzes innerhalb einer Einrichtung oder eines Träger auf Zeit zu verstehen. Hierdurch besteht für den Mitarbeitenden die Möglichkeit, neue Arbeitsbereiche kennenzulernen und damit auch sich selbst weiterzuentwickeln (Training on the job). Weiterhin besteht der große Vorteil für die Organisation selbst darin, dass der Mitarbeitende im Rahmen der Job-Rotation zwar den Träger bzw. die Einrichtung insgesamt kennt, jedoch nicht den neuen Wohnbereich, sodass ebenfalls bestehende Prozesse hinterfragt werden und dadurch Optimierungspotenziale identifiziert werden können. Auch als Karriere vorbereitende Maßnahme kann Job-Rotation dienen, da der Mitarbeitende hierdurch die Möglichkeit erhält, sich auf Zeit in einer neuen Rolle zu behaupten, neue Erfahrungen zu sammeln und über den »Tellerrand« der eigenen Station zu blicken, wodurch ihm auch mögliche weitere Karriereperspektiven aufgezeigt werden können.

▪▪ Regeln, Vorschriften, Pflichten

Des Weiteren geben Mitarbeitende häufig an, aufgrund von Vorschriften, Regelungen und Pflichten stark in ihrer täglichen Arbeit belastet zu werden. (Friedrich 2010: 19) Seitens des Bundesministeriums für Familie, Senioren, Frauen und Jugend wurde im Jahr 2006 eine Expertenkommission ins Leben gerufen, um mögliche Entbürokratisierungspotenziale in der stationären Altenhilfe in Deutschland zu ermitteln. Es wurde z. B. der Aufwand für die Pflegeplanung und -dokumentation untersucht sowie die Vermeidung von Überdokumentation unter Bindung von zeitlichen Ressourcen des Pflegedienstes empfohlen. (BMFSFJ 2006: 17) Jedoch auch seitens der Einrichtung sollten mögliche Überdokumentationen vermieden werden. Selbstverständlich bedarf es einer fachgerechten und umfassenden Dokumentation – nicht nur aus Gründen der Kostenerstattung. Wiederum bestehen möglichweise Optimierungspotenziale im Bereich der Dokumentation, welche bislang noch nicht genutzt wurden.

▪▪ Fokus Arbeitsort

In Bezug auf den Arbeitsort bzw. die Arbeitsumgebung sind in den meisten Einrichtungen und Diensten die arbeitsschutzrechtlichen Anforderungen umgesetzt, sodass hinsichtlich der Licht-, Raum- und Platzverhältnisse, welche besonders alterskritische Arbeitsanforderungen darstellen, kein Handlungsbedarf zu sehen ist. Empfehlenswert ist die Implementierung einer **nachhaltigen Ordnungsmethode**, um dadurch die Zusammenarbeit im Team zu erleichtern. Dies kann beispielsweise in Form eines definierten Ablagesystems oder der Organisation der Dokumentation der ärztlichen Verordnungen sein – Ordnung beginnt dabei bereits im Kleinen und kann ein erster Schritt hin zu einer Überarbeitung bzw. Einführung eines entsprechenden Organisationsprinzip auf Station sein.

▪▪ Definition von Standards und Prozessen

Die meisten Einrichtungen und Dienste in der Gesundheits- und Sozialwirtschaft sind inzwischen zertifiziert, was ein entsprechendes Qualitätsmanagement voraussetzt. Eine einheitliche Vorgehensweise und die Definition von Standards und Prozessen, wie dies beispielsweise im Rahmen des Qualitätsmanagements erfolgt, sind dabei einrichtungsübergreifend zu entwickeln, umzusetzen und kontinuierlich zu überarbei-

ten. (Sauer, Baginski 2010: 52) Standards und Prozessabläufe sind in diesem Zusammenhang jedoch nicht nur als lästiges Übel zu sehen, sondern als Hilfsinstrument für die Praxis und Teil der Qualitätssicherung. Ebenfalls kann im Rahmen dieses Prozesses gezielt das Wissen älterer Mitarbeitender genutzt und die Einarbeitung neuer Mitarbeitender und Auszubildenden erleichtert werden.

8.3.4 Organisation und Arbeitsgestaltung als Managementaufgabe

Säule III Organisation und Arbeitsgestaltung ist nicht nur operative Aufgabe auf Station, sondern ebenfalls Teil des Managementprozesses, sodass hierzu auch entsprechende Instrumente den Führungskräften zur Verfügung stehen.

▪▪ Arbeitszeitmanagement

Eine Stellschraube zur gezielten Verbesserung der Arbeitsorganisation und -gestaltung ist das Arbeitszeitmanagement. Eine Auflösung der klassischen 8-Stunden-Schicht und damit eine Flexibilisierung der Arbeitszeit in Form eines bedarfsangepassten Gleitzeitkonzeptes würde nicht nur aus Sicht des Arbeitgebers einen größeren Handlungsspielraum in der Personaleinsatzplanung ermöglichen, sondern auch arbeitnehmerseitig Belastungsspitzen abmildern. (Bille 2009: 50) In einzelnen Einrichtungen findet sich ein geteilter Dienst, welcher nicht nur negativ zu bewerten ist. Gerade für in Teilzeit arbeitende Mütter eignet sich ein solcher Dienst sehr gut, da sich dieser unter Umständen besser mit den familiär bedingten Aufgaben kombinieren lässt, als ein klassischer Früh- oder Spätdienst.

▪▪ Pausenmanagement

Ein weiterer Bestandteil der Arbeitszeitgestaltung ist das Pausenmanagement. Im Gegensatz zur vorherrschenden zeitlichen Strukturierung der Schichten im Pflegedienst mit einer längeren

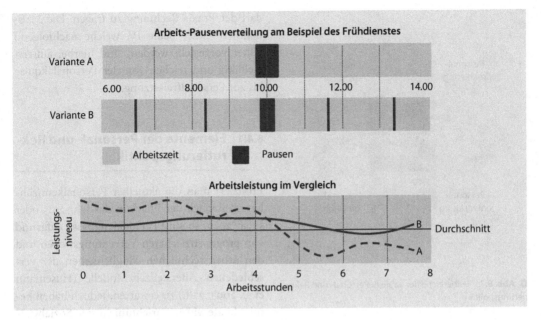

Abb. 8.6 Arbeitspausenverteilung

Pause nach der Hälfte der Schicht ist stattdessen die Durchführung von mehreren kleineren Pausen zu empfehlen. Dafür sollten seitens der Einrichtung auch die entsprechenden Rückzugsmöglichkeiten, im Optimalfall außerhalb des Wohnbereichs bzw. der Station, geschaffen werden (Heidenreich 2010: 58), wie dies bereits in einzelnen Einrichtungen in Form von Ruheräumen erfolgt ist. Bei jedweder Veränderung der Arbeitszeiten oder Pausen ist jedoch eine frühzeitige Beteiligung der Mitarbeitendenvertretung zu berücksichtigen und deren Einverständnis einzuholen.

Die nachfolgende Abbildung (■ Abb. 8.6) zeigt die Ergebnisse einer Studie zum Arbeitszeitmanagement und dessen Auswirkungen auf die Arbeitsleistung. Es wird ersichtlich, dass die Arbeitsleistung bei der Durchführung mehrerer kleinerer Pausen konstanter ist im Vergleich zu einer längeren Erholungspause, wo sich größere Schwankungen in der Arbeitsleistung ergeben.

Als zusätzlicher Faktor, welcher zwar häufig als Tabuthema gilt und ebenfalls Säule III Organisation und Arbeitsgestaltung zugeordnet wird, ist die Vergütung der Mitarbeitenden zu nennen. Aufgrund der tariflichen Bindung und damit der überdurchschnittlichen Höhe der Vergütung und dem Umfang an Sozialleistungen im Vergleich zu nicht tarifgebundenen Altenhilfeträgern ist im Zusammenhang mit der Entgeltpolitik für Einrichtungen und Dienste meist nur ein geringer Spielraum. Genau dieser Raum sollte jedoch genutzt werden, um beispielsweise auch variable Anteile innerhalb eines tarifbedingt möglichen Rahmens zu nutzen. Es sollte das Ziel der direkten Führungskräfte sein, das entsprechende Bewusstsein für die überdurchschnittliche Vergütung bei den Mitarbeitenden zu wecken.

8.4 Handlungskonzepte im Bereich der Personal- und Rekrutierungspolitik

» Leben ist mehr als Rackern und Schuften. Leben ist mehr als Kohle und Kies. Leben ist mehr als Warten auf Morgen. Leben ist jetzt. (Rolf Zuckowski, 2007) «

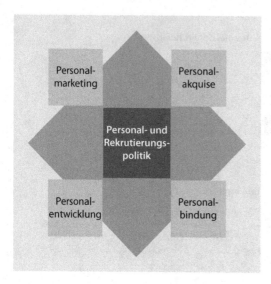

☐ Abb. 8.7   Teilbereiche der Säule IV Personal- und Rekrutierungspolitik

Säule IV Personal- und Rekrutierungspolitik wird voraussichtlich künftig eine zentrale Rolle für die Einrichtungen und Dienste in der Gesundheits- und Sozialwirtschaft einnehmen. Die Gewinnung, Bindung und Entwicklung passender Fach- und Führungskräfte ist bereits heute für viele Einrichtungen und Dienste DIE zentrale unternehmerische Herausforderung, welche sich, glaubt man aktuellen Trendforschungen, in den kommenden Jahren noch verstärken wird.

Bei der Gewinnung von Fach- und Führungskräften geht es dabei vielfach um das Thema Vergütung und finanzielle Anreize. Dabei sollten jedoch alternative Attraktivitätsfaktoren nicht vernachlässigt werden, da sie auch für das Leben der derzeitigen und potenziellen Mitarbeitenden mehr zählen als »Kohle und Kies«. Beispielsweise kann auch ein familienfreundliches Betriebsklima ein relevantes Entscheidungskriterium für eine junge Mutter bei der Auswahl ihres Arbeitgebers nach der Elternzeit sein.

Somit legt das 5-Säulen-Konzept einen Schwerpunkt auch besonders auf die Personal- und Rekrutierungspolitik, um diesem hohen Bedarf der Praxis Rechnung zu tragen. Die Maßnahmen dieser Säule IV, welche nachfolgend näher vorgestellt werden, sind hierbei äußerst vielfältig und reichen von der Personalakquise bis zur Personalfreisetzung.

8.4.1 Elemente der Personal- und Rekrutierungspolitik

Projiziert man die aktuellen Personalkennzahlen im Bereich der Pflege in das Jahr 2015 oder sogar 2020, so sind Personalengpässe aufgrund von prognostizierbaren Verrentungswellen und den arbeitsrechtlichen Möglichkeiten der verschiedenen Altersteilzeit-Modelle (Husemann et al. 2003: 77ff.) zu erwarten. Jedoch haben bereits heute viele Einrichtungen der Sozialwirtschaft Probleme bei der Rekrutierung von qualifizierten Pflegefachkräften mit Berufserfahrung. (Bieler 2010: 36) Daraus lässt sich der vermehrte Bedarf nach einer strukturierten Personalakquise ableiten, um geeignete Mitarbeitende zu gewinnen. Zentrale Elemente der strategischen Personal- und Rekrutierungspolitik sind neben der Akquise von Pflegefachkräften auch deren Bindung und Entwicklung. Die nachfolgende Abbildung (☐ Abb. 8.7) veranschaulicht die Teilbereiche der Personal- und Rekrutierungspolitik.

Aktuell ist die Lage in Bezug auf die Akquise von Pflegefachkräften noch deutlich unterschiedlich. Einzelne Einrichtungen geben an, noch keine Probleme bei der Rekrutierung von neuen Fach- und Hilfskräften im Pflegedienst zu haben, die Mehrzahl der Einrichtungen kämpft hingegen bereits heute um geeignete Fachkräfte im Bereich der Pflege. Aus diesem Grund wird Säule IV Personal- und Rekrutierungspolitik im Vergleich zu den anderen vier Säulen des Konzept etwas umfangreicher dargestellt, um so für die langfristigen Konsequenzen des demografischen Wandels gewappnet zu sein.

◘ Tab. 8.4   Instrumente der Säule IV Personal- und Rekrutierungspolitik

Instrument	Zeithorizont			Ebene		Zielgruppe		
	kurz-fristig	mittel-fristig	lang-fristig	Träger	Einrich-tung	Jüngere	Ältere	Alle
Personalmarketing	☐	☑	☐	☑	☑	☐	☐	☑
Social HR Marketing	☐	☑	☐	☑	☑	☑	☐	☐
Karriere-Websites	☐	☑	☐	☑	☑	☑	☐	☐
Ausbau der Internetpräsenz	☐	☑	☐	☑	☑	☐	☐	☑
Überarbeitung der bestehenden Homepage	☑	☐	☐	☑	☑	☐	☐	☑
Personalbedarfsanalyse	☐	☑	☐	☐	☐	☐	☐	☑
Employee Branding	☐	☐	☑	☑	☑	☐	☐	☑
Gestaltung der Unternehmens-kultur	☐	☐	☑	☐	☑	☐	☐	☑
Nachhaltiges Wissensmanagement	☐	☑	☐	☑	☑	☐	☐	☑
Entwicklungs- und Karriereoptionen	☐	☑	☐	☑	☑	☐	☐	☑
Sensibilisierung der Führungskräfte hinsichtlich altersdiverser Mitarbeitender	☐	☑	☐	☐	☑	☐	☐	☑
Weiterentwicklungsmöglichkeiten auf der Ebene des Träger bzw. der Regionalverbände	☐	☐	☑	☑	☐	☐	☐	☑
Freisetzungsmanagement	☐	☑	☐	☐	☑	☐	☑	☐

■ ■   Gut gerüstet für den »Kampf um Köpfe«

Da die Lage sich in den kommenden Jahren für Pflegeeinrichtungen in Bezug auf diese Säule noch erschweren wird und es zu einem »**Kampf um Köpfe**« kommen wird, sollte frühzeitig eine Vorbereitung erfolgen. (Schwitalla, Thiel 2010: 60)

Die nachfolgende Tabelle (◘ Tab. 8.4) liefert hierzu einen Überblick über mögliche Instrumente der Säule IV Personal- und Rekrutierungspolitik.

8.4.2   Neue Mitarbeitende gewinnen und auswählen

Der Fachkräftemangel in der Pflege ist allgegenwärtig. Einrichtungen der Gesundheits- und Sozialwirtschaft suchen händeringend nach pflegerischem Fachpersonal, um die Vakanzen möglichst langfristig zu besetzen. Krankenhäuser und Altenpflegeeinrichtungen klagen über eine hohe Personalfluktuation und den damit verbundenen erhöhten Arbeitsaufwand. Wenn nach langer Suche endlich ein neuer Mitarbeitender eingestellt wird, kann es jedoch sein, dass die Freude weder beim Arbeitnehmer, noch beim Vorgesetzten von langer Dauer ist. Denn die hohen physischen und psychischen Belastungen der Arbeit und die große Verantwortung gegenüber den Patienten führen bei den Pflegenden häufig zu Überarbeitung, allgemeiner Unzufriedenheit und sinkender Arbeitsmotivation. Diese negativen Entwicklungen übertragen sich auf die Qualität der Dienstleistung und damit auch auf die Kunden. Zudem kann eine negative Mund-zu-Mundpropaganda potenzielle neue Mitarbeitende von einer Bewerbung abhalten.

Die prekäre Situation auf dem Arbeitsmarkt und die Tatsache, dass die demografische Entwicklung den Pflegebereich auf Seiten der Kunden in Zukunft weiter belasten und auf Seite der Mitarbeitenden zunehmend kritischer werden lässt, führen dazu, dass die Personalakquise an Bedeutung gewinnt.

■■ **Personalakquise**

Die Personalakquise wird dabei in die zwei Bereiche der Personalbeschaffung und der Personalauswahl differenziert. Unter Personalbeschaffung wird dabei die Suche und Bereitstellung von Mitarbeitenden bzw. deren Arbeitskraft verstanden. Die Grundlage für die Personalbeschaffung bildet die Personalbedarfsplanung, welche eng mit dem Bewohnermix verbunden ist und den Bedarf in quantitativer, qualitativer, zeitlicher und räumlicher Hinsicht ermittelt. Die Personalauswahl hingegen befasst sich mit der Auswahl der potenziellen neuen Mitarbeitenden, welche künftig an das Unternehmen gebunden werden sollen.

Es lässt sich also festhalten:

❯ **Personalakquise umfasst die Personalbeschaffung sowie die Personalauswahl.**

■■ **Schritt für Schritt zur Stellenausschreibung**
Nachdem mittels der Personalbedarfsanalyse der künftige bzw. derzeitige Personalbedarf ermittelt wurde, bedarf es als zentrale Grundlage für die weiteren Schritte der Personalakquise eines Anforderungsprofils. Die Elemente eines solchen Anforderungsprofils wurden bereits in ▶ Kap. 3.4 näher erläutert, sodass hierauf an dieser Stelle nicht detaillierter eingegangen werden soll.

Nach Erstellung des stellenspezifischen Anforderungsprofils sollten dessen Inhalte priorisiert werden und in notwendige und wünschenswerte Qualifikationen und Kompetenzen untergliedert werden. Eine solche Differenzierung

erleichtert die Personalauswahl im Folgenden, aber auch die Erstellung der Stellenausschreibung, welche ebenfalls das Anforderungsprofil als Grundlage nutzt.

Parallel zur Textung der Stellenanzeige sollten bereits die künftigen **Veröffentlichungskanäle** berücksichtigt werden, um eine spezifische Textung und Gestaltung zu berücksichtigen.

8.4.3 Personalmarketing als strategisches Konzept

Um jedoch nicht nur das Symptom »Personalmangel« auszumerzen, sondern die Krankheit »mangelhaftes Personalmarketing« bzw. »Image- und Öffentlichkeitsarbeitsdefizite« kurieren zu können, bedarf es eines strategischen Konzeptes.

Ein Instrument zur Gewinnung der passenden Mitarbeitenden ist das strategische Personalmarketing, wodurch sich ein Unternehmen am Markt präsentiert, potenzielle neue Mitarbeitende auf sich aufmerksam macht und am Ende die richtigen Potenziale an der richtigen Stelle im Unternehmen einsetzen kann. Dabei geht das strategische Personalmarketing weit über die richtige Formulierung einer Stellenanzeige oder die Auswahl der passenden Medien zu deren Platzierung hinaus. Wie auch das strategische Marketing für Produkte oder Dienstleistungen, so zielt auch das Personalmarketing darauf ab, das Produkt (Arbeitsplatz) den derzeitigen und potenziellen Kunden (Mitarbeitenden) zu »verkaufen«.

Die Anzahl der Instrumente des Personalmarketings scheint bereits bei einem flüchtigen Blick in die Literatur als unerschöpflich. Neben den klassischen, bewährten Instrumenten gewinnen zunehmend neue Instrumente an Bedeutung. Allen jedoch gemeinsam ist ihr Zweck, da nicht nur neue Mitarbeitende akquiriert werden sollen (externes Personalmarketing), sondern zudem auch bestehende Mitarbeitende an das Unternehmen gebunden werden (internes

Personalmarketing	
Internes Personalmarketing	**Externes Personalmarketing**
Bindung vorhandener Mitarbeitender mit dem Ziel der Steigerung der Arbeitszufriedenheit und Arbeitsmotivation sowie zur langfristigen Bindung an das Unternehmen	Gewinnung neuer Mitarbeitender mit dem Ziel der Ausschöpfung externer Akquisepotenziale sowie der Erhöhung des Bekanntheitsgrades des Unternehmens

⬛ Abb. 8.8 Differenzierung des internen und externen Personalmarketings

Personalmarketing) sollen, wie dies die nachfolgende Abbildung (⬛ Abb. 8.8) verdeutlicht.

Flankierend dazu übernehmen alle Instrumente des Personalmarketings auch in unterschiedlichem Maße eine sogenannte Profilierungsfunktion: Die positive Präsentation des eigenen Unternehmens nach innen und außen steht hierbei im Zentrum.

8.4.4 Klassische Instrumente des Personalmarketings

Als wahre Klassiker unter den externen Personalmarketinginstrumenten gelten Stellenausschreibungen in (überregionalen) **Printmedien** oder **Fachzeitschriften**. Diese verlieren jedoch aufgrund der zunehmenden Digitalisierung vermehrt an Bedeutung, beispielsweise durch eine steigende Anzahl an Online-Stellenbörsen auch im pflegerischen Bereich. Daneben stellen die hohen Kosten für die Veröffentlichung solcher Anzeigen häufig einen Hinderungsgrund für kleine und mittelgroße Träger dar. Daher werden heutzutage Printanzeigen primär als **Profilierungsinstrument** genutzt, um neben der Personalakquise eine vakante Position auch zu Marketingzwecken für das eigene Unternehmen zu nutzen. Betrachtet man jedoch rein die quantitative Akquisequalität, so ist festzuhalten, dass die meisten Bewerbungen über Online-Kanäle eingehen.

■ ■ Eigene Homepage als zentrales Instrument
Neben der Ausschreibung einer Stelle in Online-Stellenbörsen ist häufig die eigene Unternehmenshomepage der erste Schritt zur Veröffentlichung vakanter Positionen. Aufgrund der geringen Kosten und des hohen individuellen Gestaltungsrahmens gehören Karriereseiten auf der eigenen Homepage inzwischen auch zu den klassischen Akquisekanälen.

Bevor jedoch eine Stellenanzeige auf der eigenen Homepage präsentiert wird, sollte der Inhalt und die Gestaltung der eigenen Webpräsenz zunächst überprüft werden. Im heutigen, digitalen Zeitalter gewinnt ein attraktiver und gepflegter Internetauftritt nicht nur aus personalwirtschaftlicher Sicht zunehmend an Bedeutung.

Die Erstellung und Gestaltung einer eigenen Homepage ist der erste Schritt, um potenziellen neuen Mitarbeitenden ein digitales Bild von ihrem möglichen neuen Arbeitgeber zu vermitteln. Während es in der freien Wirtschaft inzwischen selbstverständlich ist, das eigene Unternehmen auch im Internet über eine eigene Website zu präsentieren, ist dies in der Gesundheits- und Sozialwirtschaft noch nicht überall der Fall. Die digitale Präsenz dient daneben auch weiteren Stakeholdern als Quelle für erste Informationen. So sollten potenzielle Arbeitnehmer hier eine Darstellung der Einrichtung und des Trägers erhalten, in Rahmen derer auch die spezifischen **Schwerpunkte der Einrichtungen** dargestellt werden. Hiermit kann ein Bewerber bereits frühzeitig prüfen, ob seine Anforderungen an seine neue berufliche Tätigkeit mit den dargestellten Handlungsschwerpunkten der Einrichtung bzw. des Trägers übereinstimmen. Neben der Präsentation der Einrichtung sollte auch eine **Vorstellung der dort tätigen (Leitungs-) Personen** erfolgen. Begleitet von Bildern erhält der Bewerber hierdurch einen Eindruck, wer sein potenziell neuer Vorgesetzter ist, und kann sich selbst ein Bild von dessen Qualifikation und Haltung machen.

Neben diesen beiden Komponenten sollte die Website auch eine **übersichtliche Darstellung** der derzeitigen Stellenausschreibungen beinhalten. Bereits auf der Startseite der Website sollte für Bewerber ein entsprechender Link klar ersichtlich sein. Häufig finden sich in der Praxis noch veraltete Websites, wo die aktuellen Stellengesuche unter »Die Einrichtung« oder »Das Team« zu finden sind. Bewerber brauchen hier oft mehrere Klicks, um auf die Stellenbörse zu gelangen. Statt dieses indirekten Wegs kann beispielsweise direkt auf der Startseite ein entsprechender Button farblich hervorgehoben werden, um den Blick des Betrachters zu lenken und damit deutlich mehr Besucher auf der Seite der Stellengesuche zu erhalten.

■■ **Stellenanzeigen ansprechend gestalten**
Auch die Gestaltung der Stellenanzeigen online sollte ansprechend erfolgen. Bilder der Einrichtung oder des Teams stellen hier eine Möglichkeit dar, die häufig recht textlastigen Anzeigen aufzulockern. Vermieden werden sollte das reine Einstellen von standardisierten Textblöcken, da eine individuelle und grafisch ansprechende Darstellung die Aufmerksamkeit des Lesers verstärkt auf sich zieht und damit das Interesse potenzieller Bewerber mit sich bringt.

Im Bereich des internen Personalmarketings finden in den meisten Fällen innerbetriebliche Stellenausschreibungen, Versetzungen oder Personalentwicklungsmaßnahmen zur Weiterqualifizierung statt. Diese drei klassischen Wege lassen sich hierbei in allen Einrichtungen und Diensten des Gesundheitswesens beobachten. Ziel dieser Maßnahmen ist es, die derzeitigen Mitarbeitenden durch das Aufzeigen von Entwicklungsmöglichkeiten oder die Erarbeitung von individuellen Karrierewegen im Unternehmen zu halten. In Zeiten des zunehmenden Fach- und Führungskräftemangels auf dem Arbeitsmarkt gewinnen das interne Personalmarketing und damit die Bindung verstärkt an Bedeutung.

8.4.5 Fern der ausgetretenen Wege

Neben den klassischen Personalmarketinginstrumenten sind vermehrt neue Wege und Methoden im Personalmarketing auch in der Gesundheits- und Sozialwirtschaft zu beobachten. Bedingt durch den kontinuierlich steigenden Mangel an Fach- und Führungskräften wissen die potenziellen Mitarbeitenden um ihre Bedeutung und ihre Exklusivität. Arbeitgeber, welche auf der Suche nach neuen Mitarbeitenden sind, befinden sich somit in der Pflicht, die Bewerbenden auf sich aufmerksam zu machen und mit Besonderheiten – in Abgrenzung zur Konkurrenz – zu locken.

Immer bedeutsamer wird die möglichst **frühzeitige Gewinnung von jungen Nachwuchskräften**, wozu Kooperationen mit (Hoch-) Schulen in Form von Praktikanten- oder Traineeprogrammen verstärkt an Bedeutung gewinnen. Hierdurch wird bereits im Rahmen ihrer beruflichen Ausbildung ein Kontakt mit dem potenziellen späteren Arbeitgeber hergestellt. Neben dem Aufzeigen von Karriereperspektiven und Entwicklungsmöglichkeiten, sind auch emotionale Bindungsfaktoren hierbei nicht zu unterschätzen, da eine frühzeitige persönliche Bindung zwischen Absolvent und Mitarbeitenden des Unternehmens hergestellt werden kann.

Eine weitere Möglichkeit des internen und externen Personalmarketings stellen **web2.0-Anwendungen** dar, welchen aufgrund ihrer zunehmenden Bedeutung ein gesonderter Abschnitt im Rahmen dieses Kapitels gewidmet ist. Unternehmen der freien Wirtschaft nutzen web2.0-Anwendungen bereits seit einiger Zeit für ihr Personalmarketing besonders im Bereich der Nachwuchskräfte. Jedoch auch in der Gesundheits- und Sozialwirtschaft sind zunehmend Aktivitäten in diesem Bereich zu verzeichnen.

8.4.6 Personalmarketing 2.0 – eine neue Welt eröffnet sich

Was verbirgt sich eigentlich hinter dem oft verwendeten Begriff des »web2.0«? Im Unterschied zum web1.0, dem klassischen Internet, wie es seit den 1990er Jahren besteht und vornehmlich der online Informationsbeschaffung dient, umfasst das web2.0 Instrumente, welche äußerst interaktiv sind und deren vorrangiges Ziel es ist, dass die Benutzer selbst Inhalte erstellen, bearbeiten und verbreiten. Es findet somit ein Wandel vom reinen Konsument hin zum Produzent statt. Beispiele für solche sogenannten web2.0-Anwendungen sind YouTube, Wikis, Blogs sowie soziale Netzwerke wie Facebook und studiVZ.

▪▪ Wirtschaftliche und gesellschaftliche Bedeutung des web2.0

Die hohe wirtschaftliche und gesellschaftliche Bedeutung dieser web2.0-Anwendungen ist dabei nicht zu vernachlässigen. Kennzahlen für den steigenden Trend sind Zuwächse in annähernd allen web2.0-Anwendungen in Form von kontinuierlich wachsenden Mitgliederzahlen, zunehmender Popularität und einer verstärkten Häufigkeit der Nutzung. Zur Hauptnutzergruppe gehören hierbei Jugendliche und junge Erwachsene zwischen 14 und 29 Jahren. Diese Bevölkerungsgruppe der Nachwuchskräfte und Youngsters, welche aufgrund des demografischen Wandels immer mehr im Fokus des Interesses von Unternehmen aller Branchen steht, kann somit gezielt über diese Kanäle erreicht

werden. Aktuelle Zahlen bestätigen: Im Sommer 2011 verfügte das soziale Netzwerk Facebook allein in Deutschland über 20 Millionen Nutzer, sodass inzwischen jeder vierte Deutsche einen Facebook-Account besitzt. Zudem gehören die Websites von Facebook, YouTube und Wikipedia zu den zehn meistbesuchten Websites weltweit, was ebenfalls die hohe Bedeutung dieser Anwendungen unterstreicht.

▪▪ Möglichkeiten des web2.0 in der Personalgewinnung

In der Praxis bieten sich den Einrichtungen und Diensten vielfältige Möglichkeiten, welche im web2.0 genutzt werden können, um potenzielle neue Mitarbeitende für sich zu gewinnen. Exemplarisch hierfür werden nachfolgend die Instrumente Facebook, XING und YouTube vorgestellt.

▪▪ Facebook

Ein Beispiel stellt hier das soziale Netzwerk Facebook dar. Facebook bietet Unternehmen die Möglichkeit der Gestaltung einer eigenen Seite, einer sogenannten Fanpage. Hier haben auch Einrichtungen und Dienste der Gesundheits- und Sozialwirtschaft die Chance, ihr Haus zu präsentieren. Neben der Vorstellung der Einrichtung lebt eine solche Fanpage vor allem von einem lebendigen Austausch im Rahmen der sogenannten Pinnwand. Hier haben die Besucher der Seite die Möglichkeit, Kommentare, Links zu Artikeln oder Videos, Fotos, etc. einzustellen bzw. zu posten.

Besucher, welchen die Seite der Einrichtung gefällt, können dieser einen »Daumen hoch« schenken und damit auch ihren Bekannten und Freunden zeigen, dass ihnen diese Seite gefällt. Mittels dieses »Daumen hoch«-Zeichens, das sogenannte »Like« (engl. mögen, gefallen), können die Urheber der Seite ihre Fananzahl verfolgen und damit auch den Erfolg der Seite messen.

Jedoch nicht nur für Postings von außen eignet sich eine solche Seite, sondern auch für die

Bereitstellung von kurzfristigen oder aktuellen Informationen. Beispielsweise lassen sich Fotos vom letzten Sommerfest einstellen, welche dann durch Besucher der Feier kommentiert werden können und damit ein lebendiger Austausch entsteht.

Kritischer Punkt in diesem Zusammenhang ist vor allem der Aspekt des Datenschutzes. Bevor beispielsweise Bilder von Personen bei Facebook eingestellt werden, muss deren Zustimmung eingeholt werden. Ähnlich wie bei der eigenen Homepage müssen entsprechende rechtliche Rahmenbedingungen eingehalten werden, wo zu Beginn der Aktivität auf Facebook auch die fachliche Beratung eines Juristen hilfreich sein kann.

▪▪ XING

Das Business-Netzwerk XING stellt eine weitere Möglichkeit des web2.0 zur Personalgewinnung dar. XING stellt hierbei, ähnlich wie Facebook, ein sogenanntes Social Network dar, dessen oberstes Ziel die Vernetzung der Netzwerkteilnehmer ist. Im Gegensatz zu Facebook liegt der Fokus bei XING jedoch auf geschäftlichen Kontakten und der Beziehungspflege in beruflichen Kontexten. Innerhalb dieses Netzwerks können sich sowohl Personen als auch Unternehmen mit einer eigenen Seite darstellen. Hierbei liegt die Anzahl der Seiten von Personen deutlich über der der Unternehmensseiten.

Ähnlich wie bei Facebook erfolgt die Anmeldung bei XING mittels Anlegen eines eigenen Accounts und damit einer Mitgliedschaft bei XING. Auch hier werden einzelne persönliche Daten erhoben, welche wiederum durch Zugriffsrechte geschützt werden können. XING bietet seinen Nutzern verschiedene Formen der Mitgliedschaft, wobei die Basis-Mitgliedschaft kostenlos ist, die Premium-Mitgliedschaft hingegen kostet einen geringen monatlichen Beitrag und eignet sich für Personen, welche aktiv über XING neue Mitarbeitende suchen, Stellenanzei-

gen publizieren und professionell ihr Profil zur beruflichen Kontaktpflege nutzen.

Die Plattform bietet weiterhin die Möglichkeit, aktuelle Stellengesuche online einzustellen und damit neben der eigenen Homepage gezielt die Anzeige einem Personenkreis zur Verfügung zu stellen, der an beruflichen Kontakten interessiert ist. Zudem haben solche web2.0-Instrumente und Plattformen den zusätzlichen Nutzen, dass ihre Wertigkeit bei Suchmaschinen hoch ist und sie daher bei den Suchergebnissen recht weit oben zu finden sind. Daher stellt die Nutzung einer solchen Plattform wie XING auch ein Element aus dem Bereich der Suchmaschinenoptimierung dar.

Neben der Bereitstellung von Stellenanzeigen bietet sich Nutzern auch die Gelegenheit, in direkten Kontakt mit wechselwilligen Bewerbern zu treten, da diese Nutzer die Möglichkeit haben, in der Kategorie »Ich suche« ihre Suchanfragen zu formulieren und dadurch auch aktive berufliche Umorientierungswünsche zu kommunizieren. XING verfügt – wie alle sozialen Netzwerke – auch über eine Nachrichtenfunktion, mittels derer sich ein erster Kontakt mit dem potenziellen neuen Mitarbeitenden herstellen lässt.

Die Nutzerstruktur konzentriert sich auf den Bereich der Führungskräfte und Young Professionals. Dennoch lassen sich auch aktuell immer mehr Stellenausschreibungen für Pflegefach- und -hilfskräfte bei XING beobachten. Der Trend, dass inzwischen auch Einrichtungen der Gesundheits- und Sozialwirtschaft bei XING unterwegs sind, ist deutlich spürbar.

▪▪ YouTube

Die Video-Plattform YouTube bietet ihren Nutzern die Möglichkeit, Videobeiträge einer breiten Öffentlichkeit zur Verfügung zu stellen. Spezifisch für diese Videobeiträge ist ihre Schlichtheit. Inzwischen haben auch einige Einrichtungen und Dienste der Gesundheits- und Sozialwirtschaft diese Plattform für sich entdeckt und nutzen diese, um Videobeiträge in Form von

Imagefilmen oder Unternehmenspräsentationen zu veröffentlichen.

Der wesentliche Vorteil von YouTube-Videos im Vergleich zur klassischen Darstellung mittels Bildern ist, dass der Zuschauer einen besseren Eindruck über das Dargestellte gewinnen kann und damit ein »Gefühl« für das Vermittelte bekommt und nicht nur eine reine Präsentation von Informationen.

YouTube ist jedoch nicht als eigenständiges Instrument zu sehen, sondern eher vernetzt mit der eigenen Homepage. Beispielsweise besteht für Einrichtungen der stationären Altenhilfe die Möglichkeit, einen Videobeitrag in Form einer Hausführung zu erstellen. Hierdurch wird potenziellen Interessenten ermöglicht, ihr künftiges Zuhause bereits virtuell anzusehen, bevor es zu einem persönlichen Kontakt mit der Einrichtungsleitung kommt. Aber auch neue Mitarbeitende haben die Chance, sich bereits über dieses Video einen ersten Eindruck von den Räumlichkeiten ihres potenziellen neuen Arbeitgebers zu verschaffen.

Ein solcher Beitrag kann dann bei YouTube eingestellt und gleichzeitig als Link auf der eigenen Homepage hinterlegt werden. Damit besteht eine Verknüpfung zwischen der Homepage und YouTube. Wird am Ende des Videos dann auf die Unternehmenshomepage, ebenfalls mit einem Link, verwiesen, so schließt sich der Kreis der Online-Instrumente und ein interessierter Besucher wird direkt »an die Hand genommen«.

■■ **Einbindung der Online-Instrumente in ein Personalmarketingkonzept**

Ganz gleich auf welches Online-Instrument Sie Ihren Fokus legen, allen gemeinsam ist, dass sie nur erfolgreich genutzt werden können, wenn sie in ein strategisches Personalmarketingkonzept eingebunden werden. Hierbei sollten alle Aspekte des Personalmarketings berücksichtigt werden, um damit langfristig eine Arbeitgebermarke zu entwickeln. Wichtig ist, dass sowohl die interne (Zielgruppe: derzeitige Mitarbeiten-

de) als auch die externe (Zielgruppe: neue Mitarbeitende) Perspektive des Personalmarketings Berücksichtigung findet. Die Balance aus diesen beiden Polen spielt eine wesentliche Rolle beim Aufbau einer Arbeitgebermarke. Ziel einer Arbeitgebermarke ist es zum einen, die gegenwärtigen Mitarbeitenden zu halten und zu motivieren, und zum anderen, zukünftige Mitarbeitende anzuziehen.

8.4.7 Vom Personalmarketing zur Arbeitgebermarke

Eine Arbeitgebermarke stellt ein strategisches Instrument des Personalmarketings dar, welches ein umfassendes Personalmanagementkonzept beinhaltet. In der Literatur lassen sich hierfür verschiedene Definitionen finden. Ganz allgemeingültig kann der Begriff Arbeitgebermarke wie folgt erläutert werden.

> ❯ Eine Arbeitgebermarke ist die identitätsbasierte, intern wie extern wirksame Entwicklung und Positionierung eines Unternehmens als glaubwürdiger und attraktiver Arbeitgeber.

Hierbei wird deutlich, dass durch diese Definition der Arbeitgebermarke wieder sowohl die interne als auch die externe Perspektive Berücksichtigung findet. Die Balance aus diesen beiden Polen spielt eine wesentliche Rolle beim Aufbau einer Arbeitgebermarke, denn es sollen sowohl gegenwärtige Mitarbeitenden gehalten und motiviert als auch zukünftige Mitarbeitende angezogen werden. Zunächst dient die Arbeitgebermarke in ihrer Außenwirkung der Gewinnung von potenzialträchtigen Mitarbeitenden. Diese Personalgewinnung kann hierbei beispielsweise durch die vorangegangenen Online-Instrumente erreicht werden.

Als zweites Element der Arbeitgebermarke gewinnt eine strategische Personalauswahl vermehrt an Bedeutung, welche die richtigen

Mitarbeitenden der für sie am besten geeigneten Position zuordnet. Verschiedenste organisationspsychologische Personalauswahlinstrumente stehen hierfür zur Verfügung. Dies kann aber beispielsweise auch durch potenzialorientierte Assessment Center mit den gegenwärtigen Mitarbeitenden erfolgen.

Als drittes Element gewinnt immer mehr die Bindung von gegenwärtigen Mitarbeitenden an Bedeutung. Ziel muss es sein, die vorhandenen Potenziale so lange wie möglich gewinnbringend im Unternehmen zu halten. Auch hier können verschiedene Online-Instrumente genutzt werden. Exemplarisch sei das soziale Netzwerk Facebook genannt. Durch die aktive Mitgestaltung der Fanpage der Einrichtung kann eine erhöhte Identifikation der Mitarbeitenden mit ihrer Einrichtung erreicht werden und damit ein Beitrag zur Mitarbeiterbindung geschaffen werden.

Als viertes Element sei die Personalentwicklung und damit die strategische Weiterentwicklung der Mitarbeitenden genannt. Dieses Element wirkt dabei stark unterstützend auf die Elemente der Personalgewinnung und -bindung, da eine nachhaltige Personalentwicklung die Arbeitgeberattraktivität steigert und damit das Unternehmen sowohl für potenzielle als auch für derzeit tätige Mitarbeitende interessant macht. Auch hier lässt sich beispielsweise ein Videobeitrag nutzen. Mitarbeitende, welche derzeit eine Weiterbildung nutzen, könnten in kurzen Statements ihre Weiterentwicklungsmöglichkeiten in der Einrichtung oder auf Ebene des Trägers darstellen und damit potenzielle neue Mitarbeitende zu einer Bewerbung aufgrund von Karrierechancen motivieren. Aber auch für die dargestellten Mitarbeitenden im Videobeitrag selbst stellt die Präsentation der eigenen Person und ihrer Entwicklung ein hohes Maß an Wertschätzung dar und dient daher zudem der Mitarbeiterbindung.

Dem Prozess zum Aufbau einer Arbeitgebermarke liegt zunächst die Entwicklung einer Unternehmensvision und -mission zugrunde, welche als grundlegende Zielsetzung des Unternehmens zu verstehen ist. Ebenfalls grundlegend und damit das Fundament des Markenhauses bildet das Wertegerüst des Unternehmens. Hierfür müssen auf allen Ebenen die gemeinsamen Grundwerte in Form von gemeinsamen Veranstaltungen oder Befragungen ermittelt werden. Elementare Grundwerte oder Haltungen können hierbei Vertrauen, Ehrlichkeit oder Transparenz sein.

Im Anschluss daran werden die individuellen Qualitäten und die Faktoren, welche für das bisherige Image des Unternehmens verantwortlich waren, analysiert. Es werden hierbei diejenigen Aspekte herausgearbeitet, welche auch künftig nutzenbringend eingesetzt werden sollen. Dies kann beispielsweise ein besonders gutes Fort- und Weiterbildungsprogramm für die Pflegekräfte sein oder das Angebot einer Kinderbetreuung für Mitarbeitende mit Kind. Neben diesen Elementen werden zusätzlich Aspekte identifiziert, welche die Mitarbeitenden und Führungskräfte für äußerst attraktiv, aber bislang noch nicht umgesetzt bewerten. Diese beiden Gruppen der Attraktivitätsfaktoren (positiv bewertet und vorhanden sowie positiv bewertet und noch nicht vorhanden) werden als Elemente in das Markenhaus integriert. Es sollten hierbei nicht mehr als zehn Elemente in das Markenhaus aufgenommen werden, da sonst aufgrund des großen Umfangs an Handlungsfeldern die Umsetzung erschwert wird.

Nach der konzeptionellen Entwicklung folgen die Implementierung und damit der Transfer in die Unternehmenspraxis. Diese Phase sollte von allen Mitarbeitenden des Unternehmens getragen werden. Grundvoraussetzung hierfür ist ein umfangreiches Kommunikationskonzept, welches zum einen die interne Umsetzung unterstützt, zum anderen aber auch die Darstellung der Arbeitsgebermarke nach außen begleitet.

8.4.8 Suchst du noch oder bindest du schon?!

Nach der Gewinnung neuer Mitarbeitender ist ein systematisches Employee Branding (Mitarbeiterbindung) wichtig (Schwitalla, Thiel 2010: 59), um die akquirierten Pflegekräfte schnellstmöglich an die Einrichtung zu binden. Im Vergleich zur freien Wirtschaft sind die Mitarbeitenden der Pflege meist überdurchschnittlich verbunden mit ihrer Einrichtung, sodass dies für die Einrichtungen ein hohes Potenzial darstellt. Es ist somit das Ziel, die Mitarbeitende mit verschiedenen Anreizen in der Einrichtung zu halten. Die Unternehmenskultur (z. B. Mitspracherechte, Vorschlagswesen) (Hennige 2010: 31) stellt dabei den wichtigsten Faktor dar, aber auch monetäre Anreize können als Motivatoren für eine lange Einrichtungszugehörigkeit genutzt werden, wobei der tariflich bedingte Spielraum für Einrichtungen recht gering ist. Durch diese Maßnahmen geht auch eine Steigerung der Arbeitsplatz- und Arbeitsgeberattraktivität einher. (Bieler 2010: 37)

Im Rahmen der Mitarbeitendenbindung sollte, auch unter finanzwirtschaftlichen Aspekten, darauf geachtet werden, dass die **Schlüsselkräfte des Unternehmens** gebunden werden. Schlüsselkräfte und damit Kernkompetenzträger sind dabei diejenigen Mitarbeitenden, welche wesentlich zum Unternehmenserfolg beitragen und über ein entsprechendes Potenzial verfügen, sodass auch deren Einbindung in ein nachhaltiges Wissensmanagement wichtig ist. (Pape, Beisheim 2010: 53) Hierdurch empfinden die Potenzialträger eine zusätzliche Wertschätzung, ihr Wissen wird in der Einrichtung gehalten und der Mitarbeitende im Optimalfall gebunden.

Der Bereich der Personalentwicklung trägt ebenfalls wesentlich zur Akquise und Bindung von Mitarbeitenden bei, da dadurch die Arbeitgeberattraktivität gesteigert wird. Unter Beachtung generationenorientierter Aspekte sollten beispielsweise Entwicklungsmöglichkeiten und Karriereoptionen für ältere Mitarbeitende geschaffen und Führungskräfte für altersdiverse Mitarbeitende sensibilisiert werden. (Pape, Beisheim 2010: 54)

8.4.9 Trennung ohne Rosenkrieg

Nicht immer gelingt die Mitarbeiterbindung, sodass auch das Ausscheiden eines Mitarbeitenden aus der Einrichtung zum normalen Personalmanagementprozess gehört. Ganz gleich, ob eine solche Trennung arbeitgeber- oder arbeitnehmerseitig erfolgte, das Ausscheiden durch eine Kündigung bedingt ist oder aufgrund des Erreichens des Renteneintrittsalters, in jedem Fall sollte eine **wertschätzende Trennungskultur** vorherrschen.

Auch wenn die beruflichen Wege sich künftig trennen, ist der Mitarbeitende eine wertvolle Ressource, um kritische Aspekte, welche möglicherweise zu einer arbeitnehmerseitigen Kündigung geführt haben, zu erfahren und reflektieren zu können. Es sollte daher mit jedem ausscheidenden Mitarbeitenden ein **Freisetzungsgespräch** geführt werden – auch mit Mitarbeitenden, welche seitens des Arbeitgebers gekündigt wurden bzw. deren befristete Arbeitsverträge nicht verlängert wurden.

Auch der Aspekt der Mund-zu-Mund-Propaganda ist in diesem Zusammenhang nicht zu vernachlässigen, da eine unprofessionelle Trennungskultur seitens des ehemaligen Mitarbeitenden auch nach außen getragen wird und ebenfalls zum Image des Trägers bzw. der Einrichtung in der Öffentlichkeit beiträgt.

Gerade für ältere Mitarbeitende bieten sich zudem auch gezielte Personalentwicklungsmaßnahmen an, welche sie auf die bevorstehende Zeit der Rente entsprechend vorbereiten. Aufgrund der hohen Verbundenheit der Pflegekräfte mit ihrer Einrichtung und auch ihren Bewohnern fällt es häufig Pflegekräften schwer, sich mit der neuen Situation in der Rente zu Recht zu finden.

Die neuen Freiheiten und Freizeiten, welche es nun zu füllen gilt, könnten beispielsweise auch für ehrenamtliche Tätigkeiten genutzt werden und sind daher auch für den ehemaligen Arbeitgeber bzw. den Träger äußerst interessant.

8.5 Ey, ey Käpt´n – Handlungskonzepte im Bereich der Führung

» Ehrlichkeit und Vertrauen, Freundlichkeit und Herzenswärme und die Kraft nach vorn zu schauen. (Rebecca, 2007) «

Wie bereits in den vorangegangenen Kapiteln mehrfach erwähnt kommt der Rolle der Führung im Rahmen des 5-Säulen-Konzeptes ein besonderer Stellenwert zu. Die Führungskraft ist wie der Kapitän, welcher das Schiff des nachhaltigen Personalmanagements koordiniert über das Meer bringt. Die operative Arbeit übernehmen hierbei seine Steuermänner und -frauen, die Matrosen und Skipper, welche jedoch klare Anweisungen und einen richtungsweisenden Kurs von ihrem Kapitän benötigen.

Um das Schiff dabei sicher über das Meer zu steuern, bedarf es verschiedener Persönlichkeitseigenschaften, wie Ehrlichkeit, Vertrauen und selbstverständlich auch Empathie – selbstverständlich ohne dabei die strategischen Ziele aus dem Blick zu verlieren. Somit widmet sich Säule V Führung einer entsprechenden Maßnahmenauswahl des nachhaltigen Personalmanagements.

8.5.1 Instrument der nachhaltigen Führungsarbeit im Überblick

Auch für Säule V Führung lässt sich eine Vielzahl an Instrumenten und Maßnahmen nennen. Eine Auswahl über mögliche Instrumente zu dieser Säule, wobei auch hier in die drei Kategorien Zeithorizont, Ebene und Zielgruppe differen-

ziert wird, gibt die nachfolgende Tabelle wider (◧ Tab. 8.5).

8.5.2 Rolle der Führungskraft

Aufgrund dessen, dass in der einschlägigen Literatur bereits eine Vielzahl an Texten zum Thema Führung zu finden ist, erfolgt im Rahmen dieses Kapitels eine Darstellung ausgewählter Instrumente, welche in engem Bezug zum 5-Säulen-Konzept stehen.

■ ■   Kommunikation und Präsenz der Führungskräfte

Den Führungskräften in der Pflege kommt im Rahmen des vorliegenden nachhaltigen Personalmanagement-Konzeptes wie beschrieben die Rolle eines Kapitäns zu. Ihre Aufgabe ist es, den Umsetzungsprozess anzustoßen und die Anwendung in der Praxis zu begleiten. Zunächst sollte daher eine Sensibilisierung der Mitarbeitenden hinsichtlich des **Diversity Management**-Gedankens erfolgen und eine **offene und klare Kommunikation** zwischen Führungsebene und Mitarbeitenden des Pflegedienstes hinsichtlich der kommenden Veränderungsprozesse aufgrund des demografischen Wandels stattfinden. Auftretenden Widerständen und Unsicherheiten, wie diese stets im Rahmen von **Change Management** Prozessen auftreten (Doppler, Lauterburg 2005: 324), sollten die Führungskräfte mit Transparenz, Offenheit und Authentizität begegnen.

In der Praxis kann eine solche offene und klare Kommunikation durch eine regelmäßige Besprechungskultur mit Leben gefüllt werden. Es empfiehlt sich hier auch seitens der Pflegedienst- bzw. Einrichtungsleitung, in einzelnen Besprechungen zu relevanten Themen präsent zu sein. Hierdurch wird die direkte Kommunikation zu den Pflegekräften auf Station gewahrt, Informationen aus erster Hand weitergegeben und zudem auch das Vertrauensverhältnis zwischen Pflegedienstleitung und Pflegekräften ge-

☐ Tab. 8.5 Instrumente der Säule V Führung

Instrument	Zeithorizont			Ebene		Zielgruppe		
	kurz-fristig	mittel-fristig	lang-fristig	Träger	Einrich-tung	Jüngere	Ältere	Alle
Sensibilisierung hinsichtlich des Diversity Management-Gedankens	☑	☑	☐	☑	☑	☐	☐	☑
Anstreben bzw. Erhalt einer offenen und klaren Kommunikation	☐	☑	☐	☐	☑	☐	☐	☑
Erhalt bzw. Schaffung eines positiven Einrichtungsklimas	☑	☐	☐	☐	☑	☐	☐	☑
Erweiterung des Fort- und Weiterbildungsangebots	☐	☑	☐	☑	☑	☐	☐	☑
Gezielte Unterstützung von älteren Mitarbeitenden	☐	☑	☐	☑	☑	☐	☑	☐
Entgegenbringen von Interesse und Wertschätzung	☐	☑	☐	☑	☑	☐	☐	☑
Anerkennung von erbrachten Leistungen/Lob	☑	☐	☐	☐	☑	☐	☐	☑
Aufnahme von generationenorientierten Aspekten in die Gesamtstrategie	☐	☐	☑	☑	☐	☐	☐	☑
Kontinuierlicher Informationsfluss zwischen den Mitarbeitenden und der Führungskraft	☐	☑	☐	☐	☑	☐	☐	☑
Präsenz der Führungskraft in den Wohnbereichen/offenes Ohr	☐	☑	☐	☐	☑	☐	☐	☑
Vorbildrolle der Führungskräfte	☑	☐	☐	☐	☑	☐	☐	☑

stärkt. Das symbolische »**Gesicht zeigen**« – auch bei unangenehmen Informationen oder negativen Entwicklungen – hilft, erste Blockaden zu lösen, für Rückfragen zur Verfügung zu stehen und somit auch die Compliance der Mitarbeitenden zu erhöhen.

■ ■ Führungskraft als Förderer der Weiterentwicklung

Die aktuellen demografiebedingten Herausforderungen für Leitungskräfte in der Pflege sind der Erhalt des positiven Einrichtungsklimas, das Anstreben einer offenen und transparenten Kommunikation, die Bindung von Mitarbeitenden und die Erweiterung des Fort- und Weiterbildungsangebots. (Hennige 2010: 31)

Problematisch ist in diesem Zusammenhang anzumerken, dass ein Großteil der Mitarbeitenden ab dem 50. Lebensjahr in einen – plakativ formuliert – »mentalen Sinkflug« verfällt, sodass die gezielte Unterstützung von älteren Mitarbeitenden sowie das Entgegenbringen von Interesse und Wertschätzung zentrale Aufgaben der Führungskräfte sind. (Korittke 2010: 36) Wichtig ist jedoch eine ausbalancierte, generationenorientierte Führungsarbeit, da nicht nur die Kompetenzen der älteren Mitarbeitenden zu schätzen und hervorzuheben sind, sondern auch jüngeren

Mitarbeitenden die entsprechende Anerkennung für erbrachte Leistungen entgegen gebracht werden muss. (Bieler 2010: 38)

Es muss somit eine Balance zwischen alt und jung auch für die Führungskraft gefunden werden, um somit den Fokus nicht nur auf den Erhalt der Arbeitsfähigkeit älterer Mitarbeitender oder die Gewinnung und Bindung von Nachwuchskräften zu legen, sondern altersgruppenübergreifend den Mitarbeitenden gerecht zu werden.

■■ **Nachhaltigkeit in der Unternehmensstrategie**
Da sich das gesamte Handeln der Führungskräfte sowohl auf strategischer, als auch auf operativer Ebene entlang der strategischen Ziele des Trägers orientiert (Hegner 2010: 32), ist die Aufnahme von generationenorientierten Aspekten in die Gesamtstrategie anzuraten. Dadurch kann eine vorherrschende bzw. angestrebte ausbalancierte Unternehmenskultur auch nach innen und außen offen kommuniziert werden, da eine solche Balance bislang in den wenigsten Einrichtungen der Wohlfahrtspflege besteht. (Bulczak 2010: 27)

■■ **Gute Informationsflüsse sicherstellen**
Die elementare Grundlage guter Führungsarbeit ist ein kontinuierlicher Informationsfluss zwischen den Mitarbeitenden und der Führungskraft. In diesem Bereich bestehen in vielen Einrichtungen Ausbaupotenziale, da die Mitarbeitenden häufig einen Mangel hinsichtlich der internen Kommunikations- und Austauschprozesse angeben. Es wird empfohlen, die am meisten bemängelten Bereiche (Unterstützung bei Problemen am Arbeitsplatz, Anerkennung persönlicher Leistung, Rückmeldung zu geleisteter Arbeit) zeitnah zu optimieren, da hierüber ebenfalls eine Mitarbeitendenbindung erreicht werden kann. Ein möglicher Lösungsansatz ist die **verstärkte Präsenz** der Führungskräfte in den Wohnbereichen, um für die Mitarbeitenden in ihrem Arbeitsalltag greifbar zu sein. Statt einer festen wöchentlichen Sprechzeit sollte den Mitarbeitenden des Pflegedienstes die Möglichkeit gegeben und die Bereitschaft signalisiert werden, dass die Tür der Einrichtungsleitung für ihre Pflegekräfte nie verschlossen ist und ihnen stets ein **offenes Ohr** entgegen gebracht wird.

Wie bereits in Säule III Organisation und Arbeitsgestaltung beschrieben dient eine **klare und direkte Führung als wichtigste Voraussetzung** für eine gute Arbeitsorganisation. Es sollte somit das Ziel der Führungskräfte – speziell auf der Ebene der Wohnbereichsleitungen – sein, altersgruppenübergreifend konkrete und klare Arbeitsaufträge zu verteilen und diese zu koordinieren. (Sauer, Baginski 2010: 53)

Neben dieser Rolle als Kapitän nehmen die Führungskräfte auch eine Vorbildrolle für ihre Mitarbeitenden ein (Töpfer, Naumann 2010: 38), was beispielsweise im Zusammenhang mit dem betrieblichen Gesundheitsmanagement die Motivation zur Teilnahme an Aktivtäten und Gesundheitsseminaren steigern kann.

Es wird somit deutlich, dass die Führungskräfte eine Schlüsselposition in der Planung, Koordination und Umsetzung des 5-Säulen-Konzeptes einnehmen, derer sie sich bewusst sein sollten bzw. die auch seitens der obersten Führungsebene entsprechend an die nachgeordneten Führungsebenen weiterkommuniziert und ebenfalls vorgelebt werden sollte.

Literatur

Bausch-Weiß, G.; Lazar, N.; Mertens, G. (2005) Gesundheit von Anfang an. Gesundheitsförderung in der berufspraktischen Ausbildung von Altenpflegeschülerinnen und -schülern. In: Badura, B.; Schellschmidt, H.; Vetter, C. (Hrsg.) Fehlzeiten-Report 2004. Daten, Analysen aus allen Branchen der Wirtschaft – Gesundheitsmanagement in Krankenhäusern und Pflegeeinrichtungen. 253-265. Berlin: Springer
Bieler, S. (2010) Rechtzeitig handeln – Jetzt sind alter(n) sgerechte Arbeitsbedingungen gefragt. In: KU Gesundheitsmanagement, Dezember 2010: 36-38

Bille, L. M. (2009) Age Management-Konzepte für das Personalmanagement. Erfahrungen und Konsequenzen. Hamburg: Diplomica

Buchinger, S. (2010) Motivationen fördern. In: Pflege Zeitschrift, November 2010: 664-667

Bulczak, L. (2010) Raus aus dem Hamsterrad. In: Wohlfahrt intern, November 2010: 26-31

Bundesministerium für Familie, Senioren, Frauen und Jugend (BMFSFJ) (Hrsg.) (2006) Identifizierung von Entbürokratisierungspotenzialen in Einrichtungen der stationären Altenpflege in Deutschland. Abschlussbericht. Berlin: ohne Verlag

CDU (Hrsg.) (2010) Koalitionsvertrag zwischen CDU, CSU und FDP. 17. Legislaturperiode. URL: http://www.cdu.de/doc/pdfc/091024-koalitionsvertrag-cducsu-fdp.pdf

Doppler, K.; Lauterburg, C. (2005) Change Management. Den Unternehmenswandel gestalten. Frankfurt am Main: Campus

Friedrich, D. (2010) Entbürokratisierung nach innen und außen. In Sozialwirtschaft, Ausgabe 5/2010: 19-23

Hegner, F. (2010) Leiten, steuern, führen. In: Sozialwirtschaft, Ausgabe 4/2010: 32-34

Heidenreich, J. (2010) Volkskrankheit Stress. In: Personalwirtschaft, Juli 2010: 56-58

Hennige, S. (2010) Gute Leute bei Laune halten. In: Personalwirtschaft, Juli 2010: 30-32

HitSquad (2007) Rebecca. Disk 1, Track 18: Ehrlichkeit und Vertrauen

Husemann, R.; Duben, K.; Lauterbach, C.; Vonken, M. (2003) Beschäftigungswirksame Arbeitszeitmodelle für ältere Arbeitnehmer. Entwicklung von Modellkonzeptionen unter Berücksichtigung von arbeitsbezogenen und betrieblichen Rahmenbedingungen. Bremerhaven Wirtschaftsverlag NW

Ilmarinen, J.; Tempel, J. (2002) Arbeitsfähigkeit 2010 – Was können wir tun, dass Sie gesund bleiben? Hamburg: VSA-Verlag

I.O. Business (2012): Kompetenzfeld Personalinstrumente - Checkliste: Krankenrückkehrgespräche. URL: http://io-business.de/wp-content/uploads/2010/06/08_07_30_Checkliste_Krankenrueckkehrgespraeche.pdfhttp://io-business.de/wp-content/uploads/2010/06/08_07_30_Checkliste_Krankenrueckkehrgespraeche.pdf

Korittke, S. (2010) Eine Ampel gegen den Stress. In: Wohlfahrt intern, September 2010: 34-37

Musik Für Dich (Universal) (2007) Leben ist Mehr. Track 8: Leben ist Mehr

Nagy, A. (2010) Neun Megatrends als unternehmerische Herausforderung. In: Sozialwirtschaft, Ausgabe 6/2010: 7-9

Pape, K.; Beisheim, M. (2010) Verborgene Schätze in der Alterspyramide. In: Personalwirtschaft, Juli 2010: 53-55

Pavement Records (Pavement Records) (2008) Frei! Track 16: Quäl dich fit

Polydor (Universal) (2001): Elisabeth. Track 4: Ich gehöre nur mir

Sauer, J.; Baginski, S. (2010) Ordnung im Arbeits-Chaos. In: Personalwirtschaft, Oktober 2010: 52-54

Scholz, C. (2000) Personalmanagement. Informationsorientierte und verhaltenstheoretische Grundlagen. München: Vahlen

Schwitalla, J.; Thiel, T. (2010) Heute für den Nachwuchs von morgen sorgen. In: Personalwirtschaft, Oktober 2010: 59-61

Schwuchow, K. (2010) Personalentwicklung im Paradigmenwechsel? In: Personalwirtschaft, November 2010: 14-15

Siemann, C. (2010) Strategie statt Yoga-Kurs. In: Personalwirtschaft, August 2010: 36-37

Special M. (Sony Music) (2004) Hey Boss, Ich Brauch' Mehr Geld. Track 14: Hey Boss,Ich Brauch' Mehr Geld

Titze, M. (2010) Erst mal genau hinschauen. In: Personalwirtschaft, August 2010: 32-34

Töpfer, A.; Naumann, R. (2010) Vorbild für sich und andere sein. In: Personalwirtschaft, November 2010: 37-39

Wegi ndi eZ ukunft

» Ihr von Morgen werdet neue Wege geh'n! (Udo Jürgens, 2002) «

Die notwendigen Analysen zur Bestimmung des Ist-Standes der Einrichtung wurden durchgeführt, entsprechende Maßnahmen passgenau ausgewählt und nun?

Das nachfolgende Kapitel widmet sich abschließend einem ganzheitlichen Blick auf das 5-Säulen-Konzept, zeigt mögliche Stolpersteine auf sowie einen Maßnahmenplan zur zielgerichteten Umsetzung des Konzepts. Und dann – sind Sie dran! Sie sind dran, neue Wege zu gehen, den Blick in die Zukunft zu wagen, sich auf sie einzustellen und vorzubereiten und gerüstet zu sein, für all das, was da kommen mag.

9.1   Nachhaltiges Personalmanagement in Balance – ein Blick von oben

Immer wieder wurde im Rahmen der Konzeptvorstellung darauf hingewiesen, dass das hier vorgestellte Konzept stets in Einklang mit der Strategie der jeweiligen Einrichtung bzw. des Trägers zu betrachten ist. So soll auch in diesem abschließenden Kapitel noch einmal daran erinnert werden, dass ein ganzheitliches und nachhaltiges Konzept im Zusammenwirken mit der Unternehmensstrategie zu betrachten ist, um eine umfassende Stimmigkeit zu schaffen und zudem mögliche Synergiepotenziale zwischen verschiedenen Einrichtungen eines Trägers zu nutzen. So sollte das vorliegende Konzept auch in das einrichtungsübergreifende bestehende Qualitätsmanagementkonzept eingebunden werden, um ein systematisches Vorgehen zu erreichen.

Wichtig ist im Zusammenhang mit der Einführung eines nachhaltigen Personalmanagements, bei Trägern der Wohlfahrtspflege den spezifischen **Wohlfahrtscharakter** nicht zu verlieren und weiter im Blick zu behalten, da dieser im Markt der Sozialwirtschaft einen Wettbe-

werbsvorteil und eine Ressource darstellt. (Merchel 2009: 26)

Die beschriebenen fünf Säulen des Konzeptes bilden die Grundpfeiler für ein nachhaltiges Personalmanagement. Empfehlenswert ist dabei langfristig eine mehrere bzw. alle Säulen umfassende Implementierung des Konzeptes auf Einrichtungsebene anzustreben, um eine ganzheitliche Demografie-Fitness zu erreichen. Dadurch kann ein ausgewogenes, ausbalanciertes Personalmanagement erreicht werden. Diese Balance verdeutlicht auch die nachfolgende Abbildung (◨ Abb. 9.1), welche die Grundprinzipien des nachhaltigen Personalmanagements zusammenfasst.

Laut einer Studie der Betriebskrankenkassen aus dem Jahr 2009 betragen die volkswirtschaftlichen Kosten in Deutschland rund 6,3 Milliarden Euro pro Jahr durch krankheitsbedingte Fehlzeiten. Drei Milliarden Euro stellen dabei direkte Kosten für die Krankenbehandlung dar und 3,3 Milliarden Euro entstehen aufgrund von Produktionsausfällen. (Siemann 2010: 37) Es wird somit deutlich, dass diese Fehlzeiten, welche speziell ältere Mitarbeitende betreffen, reduziert werden müssen. Stellschrauben dafür sind beispielsweise die Organisation und Arbeitsgestaltung. Finanzielle Unterstützung für die Implementierung des entwickelten Konzeptes bieten beispielsweise Fördermittel des europäischen Sozialfonds (ESF) im Rahmen des Projektes »rückenwind«.

■■ **Austausch und Reflexion**
Als konkrete Handlungsempfehlungen auf Einrichtungsebene ist zu nennen, dass ein regelmäßiger Austausch zwischen Führungskräften und Mitarbeitenden stattfindet, um die aktuellen Bedürfnisse, Probleme und Wünsche äußern zu können. Ein solcher Austausch kann im Rahmen des jährlichen Mitarbeitendengesprächs stattfinden, aber auch in regelmäßig stattfindenden Strategieklausuren, an welchen nicht nur Leitungskräfte beteiligt, sondern darüber hinaus

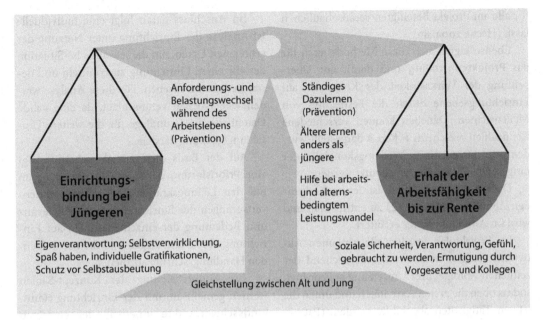

Anforderungs- und Belastungswechsel während des Arbeitslebens (Prävention)

Ständiges Dazulernen (Prävention)

Ältere lernen anders als jüngere

Hilfe bei arbeits- und alternsbedingtem Leistungswandel

Einrichtungs-bindung bei Jüngeren

Erhalt der Arbeitsfähigkeit bis zur Rente

Eigenverantwortung; Selbstverwirklichung, Spaß haben, individuelle Gratifikationen, Schutz vor Selbstausbeutung

Soziale Sicherheit, Verantwortung, Gefühl, gebraucht zu werden, Ermutigung durch Vorgesetzte und Kollegen

Gleichstellung zwischen Alt und Jung

◘ Abb. 9.1   Nachhaltiges Personalmanagement in Balance

auch engagierte und interessierte Mitarbeitende einbezogen werden können. Gerade durch den Einbezug von Mitarbeitenden außerhalb der Fachkraftebene können bisherige Strukturen in Frage gestellt und neue, zielführendere Ansätze entwickelt werden.

▪▪ Ältere Mitarbeitende im Fokus

Für ältere Mitarbeitende sind spezifische Maßnahmen ein- bzw. durchzuführen. Beispiele dafür sind die Anpassung der Einrichtungsbedingungen am Arbeitsplatz, die Schaffung von veränderten Arbeitszeitmodellen, das Anstreben einer durchmischten Altersstruktur der Mitarbeitenden sowie bedarfsorientierte Trainings speziell für ältere Mitarbeitende. Besonders die zielgruppenspezifischen Personalentwicklungsmaßnahmen, beispielsweise unter dem Titel »Bildung in der zweiten Lebenshälfte«, dienen dem Wissenstransfer und der Steigerung der Motivation zur Weiterentwicklung. Ziel ist das Erreichen einer Anerkennungs- und Fähigkeitenkultur, was auch ein Teilgebiet der Corporate Social Responsibility darstellt.

▪▪ Unternehmenskultur und ihre Bindungswirkung

Zu empfehlen ist auch die Pflege bestehender Stärken und Ressourcen. Besonders eine team- und ressourcenorientierte Unternehmenskultur gilt es zu pflegen und zu erhalten. Einer positiven Unternehmenskultur messen die meisten Mitarbeitenden eine höhere Bedeutung bei als finanziellen Leistungen. Der Umkehrschluss, dass ausreichend hohe monetäre Anreize eine negative Unternehmenskultur ausgleichen können, ist jedoch falsch. Somit sollte das Thema Unternehmenskultur für jede Führungskraft aktuell sein, da diese direkten Einfluss auf die Mitarbeitendenbindung hat, was künftig eine der zentralen Aufgaben sein wird.

9.2   Umsetzungsplanung

Die Umsetzungsplanung des vorliegenden 5-Säulen-Konzepts sollte mittels **Projektmanagement** erfolgen, da sich mit dessen Hilfe der zeitliche Ablauf der Umsetzung grafisch plakativ für alle am Projekt Beteiligten veranschaulichen lässt. (Heche 2004: 89)

Ebenso eignet sich diese Methode auch für das **Projektcontrolling** und damit zur Überprüfung der Wirksamkeit des Konzeptes auf Einrichtungsebene durch die Festlegung von Meilensteinen. Daneben können verschiedene Kennzahlen, welche in ▶ Kap. 4 dargestellt wurden, zur langfristigen Wirkungskontrolle der umgesetzten Maßnahmen genutzt werden.

Der gesamte Projektplan ist der nachfolgenden Abbildung (◘ Abb. 9.2) zu entnehmen und wird im Anschluss näher erläutert.

Im Projektplan werden alle geplanten Aktivitäten aufgenommen und entsprechend der zeitlichen Abfolge ihrer Umsetzung angeordnet, sodass oben die ersten Aktivitäten und unten die letzten Tätigkeiten abgebildet werden. (Patzak, Rattay 2004: 176)

In der Zeile der jeweiligen Aktivität wird farblich der Zeitpunkt und die Dauer der einzelnen Tätigkeiten hinterlegt. Diese Planung hat verschiedene **Vorteile** (Patzak, Rattay 2004: 176):

- Vermittlung eines Überblicks über den Zeitverlauf aller geplanten Aktivitäten
- Steuerung und Koordination des Projektverlaufs
- Frühzeitiges Erkennen von zeitlichen Abweichungen
- Anpassung der Ressourcenplanung
- Erfassung aller relevanten Aktivitäten mit zeitlichem Bezug

▪▪ Schritt für Schritt zum Projektplan

Als erster Schritt der Umsetzungsphase müssen die Einrichtungsleitungen sowie die **Mitarbeitendenvertretungen** über das geplante Vorhaben informiert und deren Genehmigung eingeholt werden. Ein frühzeitiger Einbezug der Mitarbeitendenvertretung fördert die Compliance der gesamten Mitarbeitendenschaft und die Anpassung des Gesamtprojektes an die individuellen Bedürfnisse der Einrichtung.

Im Anschluss daran folgt eine individuelle **Ist-Analyse** der Einrichtung unter Nutzung der erhobenen Daten, um die jeweilige Ist-Situation der einzelnen Einrichtung zu ermitteln und deren Bedarfe zu erheben. Für diese Analyse werden vier Wochen veranschlagt, da eine valide Datenbasis die Grundlage für die weitere Umsetzungsplanung darstellt.

Auf der Basis dieser Analysephase erfolgt eine **Priorisierung** der fünf Säulen gemeinsam mit den Leitungskräften und Mitarbeitendenvertretungen der Einrichtung, um die Relevanz und Bedeutung der einzelnen Säulen auf Einrichtungsebene festzulegen und die nachfolgenden Handlungsschritte abzuleiten.

Zur Konkretisierung der Konzept-Säulen werden gemeinsam mit der Einrichtung **Handlungsschwerpunkte** innerhalb der einzelnen Säulen definiert, welche auf Grundlage der erhobenen Ist-Situation die höchste Priorität für die Einrichtung haben.

Darauf aufbauend werden konkrete Handlungsmaßnahmen abgeleitet und entwickelt. Für den gesamten Prozess der Konkretisierung der priorisierten Konzept-Säulen bis zur Entwicklung von Handlungsmaßnahmen wird ein Zeitraum von sechs Wochen angesetzt, um ausreichend Zeit für eine gemeinschaftliche Entwicklung von Maßnahmen in Form von Workshops auf Einrichtungsebene zu schaffen.

Nach der Entwicklung folgt die Organisation der erarbeiteten Handlungsmaßnahmen, deren konkrete **Umsetzungsplanung** den Einrichtungsleitungen obliegt. Dazu gehört beispielsweise die Anfrage von Krankenkassen zur Unterstützung von Maßnahmen des Gesundheitsmanagements, wie laut § 20a SGB V hinterlegt, oder die Ansprache von Schulen zur frühzeitigen Bildung von Kooperationen im Rahmen des Auszubildendenmarketings. (Dietl 2003: 178) Für diesen Planungsprozess werden vier Wochen veranschlagt, da die Organisation des erarbeiteten Maßnahmenkatalogs, die Ansprache entsprechender Partner und die Gewinnung

Monat	Monat 1				Monat 2				Monat 3				Monat 4				Monat 5				Monat 6			
Woche	1	2	3	4	5	6	7	8	9	10	11	12	13	14	15	16	17	18	19	20	21	22	23	24
Information der Einrichtungsleitungen und MAV	■	■																						
Ist-Analyse auf Einrichtungsebene unter Nutzung der erhobenen Daten			■	■	■																			
Erstellung einer Prioritätenlisten der Konzept-Bausteine auf Basis der Ist-Analyse					■	■																		
Gemeinsame Entwicklung von Handlungsschwerpunkten									■	■	■													
Ableitung von konkreten Handlungsmaßnahmen								■			■	■												
Planung der Handlungsmaßnahmen													■	■										
Umsetzung der Handlungsmaßnahmen																■		■	■	■	■	■	■	
Evaluation der Umsetzung																								■

◻ Abb. 9.2 Umsetzungsplanung des 5-Säulen-Konzepts

von Förderern eine umfangreiche planerische Arbeit darstellt.

Nach Abschluss der Planungsphase ist ein **zeitnaher Umsetzungsbeginn** der Maßnahmen zu empfehlen, um nach der rund dreimonatigen Entwicklungsphase für die Mitarbeitenden des Pflegedienstes sichtbare Ergebnisse zu schaffen. Für die Umsetzung der Handlungsmaßnahmen werden acht Wochen veranschlagt. Dieser Zeitraum kann jedoch je nach Umfang der einzelnen Maßnahme einrichtungsindividuell variieren und eventuell mehr oder weniger Zeit in Anspruch nehmen.

Nach Abschluss der Durchführung der Handlungsmaßnahmen sollte ein **Projektcontrolling** erfolgen, um die Wirksamkeit der umgesetzten Maßnahmen zu evaluieren.

9.3   Das 5-Säulen-Konzept nicht als Universallösung

Untersucht man die aktuellen Trends des Personalmanagements so wird deutlich, dass der demografische Wandel und dessen Auswirkungen als meistgenannter Faktor zu bewerten ist. Allen Analysen ist dabei gemeinsam, dass es bislang noch kein Patentrezept für den Umgang mit den Auswirkungen des demografischen Wandels in die Personalarbeit gibt, jedoch stets ein **umfassendes, mehrdimensionales Konzept** gefordert wird. Daher ist das 5-Säulen-Konzept als eine exemplarische Lösungsmöglichkeit für die Implementierung eines nachhaltigen Personalmanagements in der Pflege zu verstehen, welches sich jedoch auch in andere Bereiche der Gesundheits- und Sozialwirtschaft übertragen lässt. Dieser Umstand ist als Mehrwert für viele Träger zu bewerten, da die meisten Träger sich nicht auf eine Branche spezialisiert haben, sondern auch über Einrichtungen und Dienste in anderen Bereichen der Gesundheits- und Sozialwirtschaft, wie beispielsweise die Kinder- und Jugendhilfe oder die Behindertenhilfe, verfügen.

Durch den modularen Charakter des Konzeptes lassen sich einrichtungsspezifische Anpassungen vornehmen, sodass eine Abkehr vom Gedanken der EINEN Lösung erfolgt und stattdessen Faktoren wie Individualität, Flexibilität und Ganzheitlichkeit in den Fokus der Betrachtung rücken. Mögliche große regionale Unterschiede zwischen den einzelnen Einrichtungen eines Trägers finden im klassischen 5-Säulen-Konzept keine Berücksichtigung, können jedoch durch die modulare Umsetzung angepasst werden. Da laut Prognosen ländliche Regionen verstärkt von den Auswirkungen des demografischen Wandels betroffen sein werden, ist eine regionale Schwerpunktlegung anzuraten.

Die **Professionalisierung der Personalarbeit** ist in der Pflege inzwischen vorangeschritten (Schwuchow 2010: 15), sodass strategische Konzepte die Bedeutung dieses Unternehmensbereichs stärken. Besonders im Bereich der Generationenorientierung steckt das Personalmanagement jedoch noch in den Kinderschuhen, und das, obwohl die Mitarbeitenden die wichtigste Ressource und den größten Kostenblock der Einrichtungen darstellen. Es besteht somit dringender Handlungsbedarf, um den zukünftigen Marktbedingungen gewachsen sein zu können.

Kritisch ist jedoch in diesem Zusammenhang mit konzeptionellen Veränderungsprozessen die oft nur eingeschränkte Bereitschaft der Mitarbeitenden zu Veränderungen zu nennen. Besonders bei älteren Mitarbeitenden besteht oft nur eine geringe Bereitschaft zu neuen Lernprozessen. Dies zeigt auch eine Einschätzung der beruflichen Leistungsfähigkeit nach Altersgruppen durch Personalverantwortliche aus dem Jahr 2002, welche der nachfolgenden Abbildung (◻ Abb. 9.3) zu entnehmen ist.

■■ Stolpersteine auf dem Weg zum nachhaltigen Personalmanagement
Kritischer Faktor der Säule I Gesundheitsmanagement ist, dass es das oberste Ziel sein muss, die Mitarbeitenden zur Teilnahme zu aktivieren,

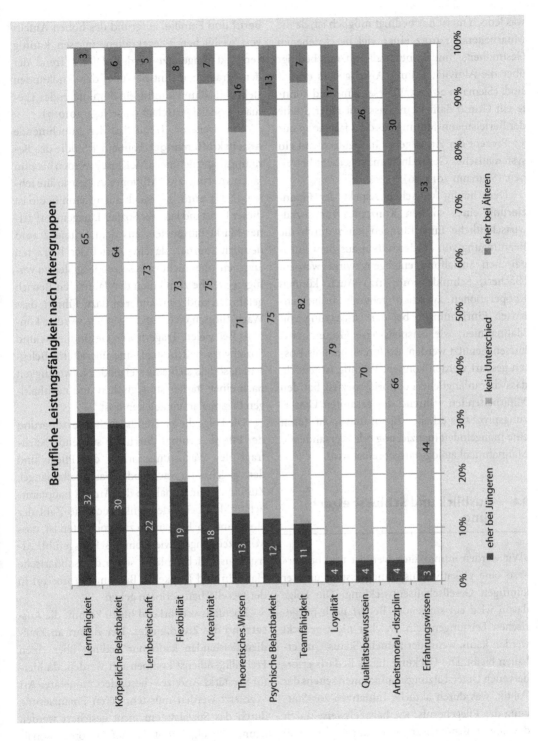

Berufliche Leistungsfähigkeit nach Altersgruppen

	eher bei Jüngeren	kein Unterschied	eher bei Älteren
Lernfähigkeit	32	65	3
Körperliche Belastbarkeit	30	64	6
Lernbereitschaft	22	73	5
Flexibilität	19	73	8
Kreativität	18	75	7
Theoretisches Wissen	13	71	16
Psychische Belastbarkeit	12	75	13
Teamfähigkeit	11	82	7
Loyalität	4	79	17
Qualitätsbewusstsein	4	70	26
Arbeitsmoral, -disziplin	4	66	30
Erfahrungswissen	3	44	53

▫ **Abb. 9.3** Leistungsfähigkeit nach Altersgruppen

was jedoch meist nur bedingt möglich ist, da die Mitarbeitenden trotz einer viel beschriebenen Gesundheits- und Fitnesswelle oft nur bedingt über die Aktivitäten ihres Arbeitgebers erfreut sind. (Siemann 2010: 37) Dieser Umstand könnte ein Grund dafür sein, dass laut einer Studie der Bertelsmann-Stiftung aus dem Jahr 2009 nur 3,7 Prozent der Arbeitgeber in Deutschland ein systematisches Gesundheitsmanagement betreiben. (Siemann 2010: 36)

Dem häufig kritischen Aspekt der **Finanzierung** eines solchen Konzeptes für sozialwirtschaftliche Einrichtungen kann durch die Beantragung von Fördermitteln aus dem Europäischen Sozialfond entgegengewirkt werden. (Bachert, Schmidt 2010: 112) Auch können Kooperationen zwischen geografisch benachbarten Einrichtungen bei der Umsetzung von Maßnahmen, wie beispielsweise Gesundheitskursen, genutzt werden, wodurch ebenfalls Kosten gespart werden können. Wichtig ist jedoch, dass die anfängliche Euphorie speziell bei den Mitarbeitenden während des gesamten Umsetzungsprozesses erhalten bleibt und nicht durch eine mangelnde Finanzierung oder versandende Maßnahmenkataloge ausgebremst wird.

9.4   Ausblick und Schlussbetrachtung

»Wir werden immer älter, weniger und bunter« – so eine plakative Zusammenfassung unserer künftigen Gesellschaftsentwicklung. Die Folge davon wird ein steigender Bedarf nach pflegerischen Leistungen sein, welcher nicht gedeckt werden kann, wenn der aktuelle Status Quo erhalten bleibt. Die Deckung dieses Bedarfs erfordert auch Unterstützungsmaßnahmen seitens der Politik, was durch aktuelle Initiativen zur Stärkung des Pflegeberufs, wie beispielsweise durch die angestoßene Diskussion zum Import von qualifizierten Pflegekräften, deutlich wird. Auch Konzepte zur **Förderung der Vereinbarkeit von**

Beruf und Familie, aufgrund des hohen Anteils von weiblichen Pflegekräften, müssen künftig verstärkt umgesetzt werden. Dieser Trend der demografischen Entwicklung der Endkunden stellt aktuell und künftig ein dominierendes Thema der Sozialwirtschaft dar. (Nagy 2010: 7)

Ein weiterer Trend ist der zunehmende **Arbeitskräftemangel.** Laut einer Studie des Beratungsunternehmens McKinsey werden bis zum Jahr 2020 rund zwei Millionen Arbeitskräfte fehlen. (Nagy 2010: 7) Jedoch auch schon heute ist dieser Umstand laut des SozialManagementPartner-Markt-Barometers aus dem Frühjahr 2010 deutlich spürbar, da ein Viertel der Befragten angaben, über nicht zu besetzende Stellen zu verfügen, welche zum einen den laufenden Betrieb gefährden und zum anderen dazu führen, dass Wachstumschancen nicht genutzt werden können. Bei vielen Trägern der Gesundheits- und Sozialwirtschaft besteht eine überalterte Belegschaft, sodass sich eine steigende Notwendigkeit nach einer stärker strategischen und nachhaltigen Personalarbeit ableiten lässt.

Die Folge dieser Trends ist eine **Verteuerung der Pflege**, bedingt durch die steigende Nachfrage des Wachstumsmarktes der Pflege und dem gleichzeitig wachsenden Fachkräftemangel. Zusätzlich zur Abnahme der Anzahl hauptamtlicher Mitarbeitenden sinkt auch die Zahl der ehrenamtlich Tätigen, da zu beobachten ist, dass »Überzeugungen wie Gemeinschaftsgefühl, Altruismus, Nächstenliebe sowie das solidarische Handeln und Denken« (Buchinger 2010: 29) in der Gesellschaft verloren gehen.

Ebenfalls verstärkend hinzu kommt die **Aussetzung des Zivildienstes.** Der Bedarf an Zivildienstleistenden kann nur bedingt über einen Freiwilligendienst kompensiert werden, da hierfür verstärkt Anreize – besonders monetärer Art – gesetzt werden müssten, deren Finanzierung durch das Sozialsystem nicht gesichert werden kann. Als Folge droht die Gefahr von Personalengpässen bei der Pflege alter, kranker und behinderter Menschen. (Bernert 2011: 38) Zudem bot

der Zivildienst auch die Chance für einen möglichen Einstieg in einen Sozialberuf für junge Män-
ner, welche künftig entfällt. Projekte wie »Boy's
Days« – ähnlich den Girl's Days für mathema-
tisch-naturwissenschaftliche Berufe – können
hierbei hilfreiche Instrumente sein, um jungen
Männern einen Einblick in die Pflege zu geben.

■ ■ **5-Säulen-Konzept als nachhaltiges Instrument zur Zukunftsorientierung**

Aufgrund all dieser Prozesse stellt die im Rahmen des 5-Säulen-Konzeptes vorliegende Strategie zum nachhaltigen Personalmanagement ein
zukunftsweisendes, nachhaltiges Vorhaben dar,
um den Bereich der Pflege in Einrichtungen der
Gesundheits- und Sozialwirtschaft langfristig
aufrecht erhalten zu können.

Wesentlich ist dabei zunächst die Schaffung
eines Bewusstseins für die aktuelle Ist-Situation
der eigenen Einrichtung und die Fokussierung
der dort Tätigen, da diese die wirtschaftlichen
Leistungsträger darstellen und sie mit ihrer Ar-
beits- und Leistungsfähigkeit im Zentrum aller
Initiativen, Innovationen und Konzepte stehen
sollten. Die Mitarbeitenden müssen daher im
Rahmen des folgenden Umsetzungsprozesses
aktiv eingebunden, ihre geäußerten Verbesse-
rungsvorschläge ernst genommen und konkrete
Hinweise auf Missstände in Angriff genommen
werden. Geschieht dies nicht, sind Widerstände
und Missstimmungen die Folge, welche das gesamte Projekt gefährden können.

Da die Implementierung eines nachhaltigen
Personalmanagement-Konzeptes auch einen
Teilbereich der **Corporate Social Responsibility**
darstellt, kann dies auch im Rahmen der **Öffentlichkeitsarbeit** genutzt werden. Die erfolgreiche
Entwicklung und Umsetzung des vorliegenden
Konzeptes sollte nach außen kommuniziert
werden, um dies zu Rekrutierungszwecken und
einer Präsentation des Einrichtungs- bzw. Trä-
ger-Images zu nutzen.

Abschließend sei erwähnt, dass alle beschriebenen Veränderungen, Maßnahmen und

Instrumente die Kooperation und das Mitwir-
ken der Mitarbeitenden voraussetzen, da diese
die Zielgruppe allen Handelns darstellen. Die
angestoßenen Prozesse sollen jedoch nicht als
zusätzliche Belastung für die Mitarbeitenden
wahrgenommen werden, sondern langfristig zu
deren Unterstützung beitragen, da bereits Juhani Ilmarinen den Bedarf nach einer besseren
Unterstützung und Ausstattung der Mitarbeitenden im generationsphysiologisch bedingten Veränderungsprozess des Lebens äußerte:

》 Arbeit verändert sich nicht, die Arbeitnehmer
hingegen im Alterungsprozess schon. Es findet
keine Anpassung statt. (Ilmarinen; Tempel 2002:
153) **《**

Literatur

Ariola (Sony Music) (2002) Nur das Beste – Udo Jürgens: Die
80er. Track 12: Ihr von morgen (Hymne an die Zukunft)
Bachert, R.; Schmidt, A. (2010) Finanzierung von Sozial-
unternehmen. Theorie, Praxis, Anwendung. Freiburg:
Lambertus
Bernert, H. (2011) Weiterhin wechselhaft. In: Wohlfahrt
intern, Januar 2011: 38-40
Buchinger, S. (2010) Schneller leben, schneller pflegen. In:
Sozialwirtschaft, Ausgabe 6/2010: 26-30
Dietl, S. F. (2003) Ausbildungsmarketing und Bewerberaus-
wahl. Wie Sie die richtigen Nachwuchskräfte finden.
Köln: Deutscher Wirtschaftsdienst
Heche, D. (2004) Praxis des Projektmanagements. Berlin:
Springer
Ilmarinen, J.; Tempel, J. (2002) Arbeitsfähigkeit 2010 – Was
können wir tun, dass Sie gesund bleiben? Hamburg:
VSA-Verlag
Merchel, J. (2009) Sozialmanagement. Eine Einführung in
Hintergründe, Anforderungen und Gestaltungsperspek-
tiven des Managements in Einrichtungen der Sozialen
Arbeit. Weinheim: Juventa
Nagy, A. (2010) Neun Megatrends als unternehmerische Her-
ausforderung. In: Sozialwirtschaft, Ausgabe 6/2010: 7-9
Patzak, G.; Rattay, G. (2004) Projektmanagement. Leitfaden
zum Management von Projekten, Projektportfolios und
projektorientierten Unternehmen. Wien: Linde
Schwuchow, K. (2010) Personalentwicklung im Paradigmenwechsel? In: Personalwirtschaft, November 2010: 14-15
Siemann, C. (2010) Strategie statt Yoga-Kurs. In: Personalwirtschaft, August 2010: 36-37

Stichwortverzeichnis

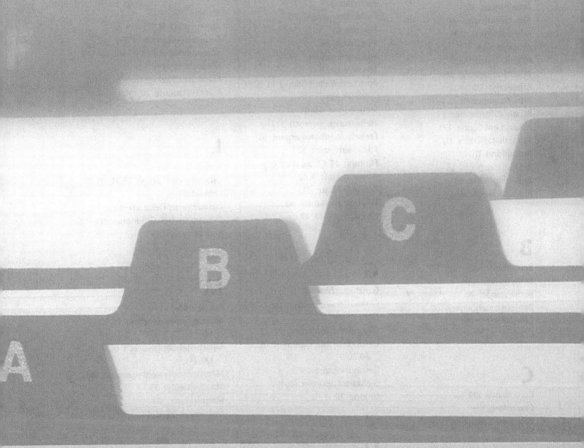

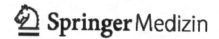
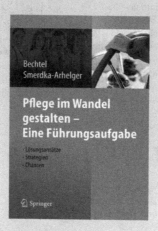
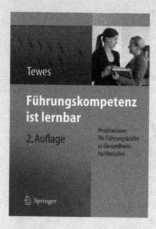